Saskia Mergentheimer

Leben mit chronischem Brustkrebs

bup

Saskia Mergentheimer
Leben mit chronischem Brustkrebs

ISBN: 978-3-69035-550-6

Bestellnummer: 2005.1
Auch als eBook verfügbar
(978-3-69035-555-1)

© Bremen University Press, 2025.
Fahrenheitstr. 11
28359 Bremen
bup@bremenuniversitypress.com
www.bremenuniversitypress.com
Die Nutzung des Manuskripts im Ganzen oder in Teilen ohne vorherige schriftliche Zustimmung des Verlags ist nicht zulässig.

Saskia Mergentheimer
Leben mit chronischem Brustkrebs

Übersicht

1. EINLEITUNG — 11
2. MEDIZINISCHE GRUNDLAGEN DES BRUSTKREBSES — 16
3. DIAGNOSTIK UND VERLAUFSUNTERSUCHUNGEN — 50
4. THERAPIESTRATEGIEN FÜR EIN LANGES ÜBERLEBEN — 68
5. CHRONISCHER BRUSTKREBS – LEBEN MIT DER KRANKHEIT — 83
6. EINFLUSS VON ERNÄHRUNG UND LEBENSSTIL AUF DIE PROGNOSE — 99
7. PSYCHOLOGISCHE BEWÄLTIGUNGSSTRATEGIEN — 113
8. ALTERNATIVE UND KOMPLEMENTÄRE THERAPIEANSÄTZE – CHANCEN UND RISIKEN — 123
9. FORTSCHRITTE DER FORSCHUNG — 138
10. SOZIALE, RECHTLICHE UND FINANZIELLE ASPEKTE — 154
11. LEBENSQUALITÄT TROTZ KREBS, GLEICHZEITIG EIN SCHLUSSWORT — 159

Inhaltsverzeichnis

1.	**EINLEITUNG**	**11**
1.1	Bedeutung der Langzeitüberlebensrate bei Brustkrebs	11
1.2	Wandel der Prognose durch moderne Medizin	12
1.3	Zielsetzung des Buches	14
2.	**MEDIZINISCHE GRUNDLAGEN DES BRUSTKREBSES**	**16**
2.1	Entstehung und molekularbiologische Mechanismen von Brustkrebs	16
2.2	Klassifikation: hormonabhängige Tumoren, HER2-positive Tumoren, triple-negative Brustkrebsformen	18
	2.2.1. Hormonabhängiger Brustkrebs (ER+/PR+ Tumoren)	18
	2.2.2. HER2-positive Tumoren	21
	2.2.3. Triple-negativer Brustkrebs (TNBC)	23
2.3	Wachstumsdynamik und Metastasierung	25
	2.3.1. Lokales Tumorwachstum	26
	2.3.2. Angiogenese: Die Bildung neuer Blutgefäße	26
	2.3.3. Metastasierung: Die Streuung von Krebszellen	29
2.4	Genetische und epigenetische Einflussfaktoren	32
	2.4.1. Genetische Risikofaktoren	33
	2.4.2. Epigenetische Veränderungen	35
2.5	Einfluss von Hormonen auf Tumorwachstum	38
	2.5.1. Östrogen und Brustkrebs	38
	2.5.2. Progesteron und Brustkrebs	41
	2.5.3. Hormontherapie und Resistenzmechanismen	43

2.6.	Brustkrebs bei Männern	46

3.	**DIAGNOSTIK UND VERLAUFSUNTERSUCHUNGEN**	**50**
3.1	Früherkennung und Diagnoseverfahren	50

3.1.1. Klinische Untersuchung der Brust 50

3.1.2. Mammographie-Screening 53

3.1.3. Der Einfluss von Brustimplantaten auf die Diagnostik 56

3.2	Bedeutung der Bildgebung (Mammographie, MRT, PET-CT)	57

3.2.1. Mammographie 57

3.2.2. Magnetresonanztomographie (MRT) der Brust 60

3.2.3. Positronen-Emissions-Tomographie (PET-CT) 62

3.3	Gewebeproben und molekulare Analyse des Tumors	64
3.4	Blutbasierte Biomarker und Liquid Biopsy	65
3.5	Staging und individuelle Prognoseeinschätzung	66

4.	**THERAPIESTRATEGIEN FÜR EIN LANGES ÜBERLEBEN**	**68**
4.1	Systemtherapien: Hormontherapie, Chemotherapie, zielgerichtete Antikörpertherapien	68

4.1.1. Hormontherapie 69

4.1.2. Chemotherapie 70

4.1.3. Zielgerichtete Antikörpertherapien 72

4.2	Strahlentherapie und ihre Rolle bei metastasiertem Brustkrebs	73
4.3	⸺perative Maßnahmen bei fortgeschrittenem Krankheitsverlauf	75
4.4	Kombinationstherapien und personalisierte Therapieansätze	77
4.5	Immuntherapie und neue Entwicklungen in der Krebsmedizin	78

4.5.1.	Checkpoint-Inhibitoren	78
4.5.2.	Krebsimpfstoffe und Zelltherapien	79
4.5.3.	Molekulare Zieltherapien	80

5. CHRONISCHER BRUSTKREBS – LEBEN MIT DER KRANKHEIT 83

5.1	Was bedeutet ein metastasierter, aber kontrollierter Brustkrebs?	83
5.2.	Arten der Krankheitskontrolle	85
5.3	Adaptation des Körpers an die Erkrankung und medikamentöse Langzeitkontrolle	86
	5.3.1. Langfristige Therapieoptionen	86
	5.3.2. Wechsel der Therapie bei Fortschreiten der Erkrankung	88
5.4	Bedeutung von regelmäßigen Kontrolluntersuchungen	89
5.5	Nebenwirkungsmanagement: Umgang mit Fatigue, Übelkeit, Haarverlust, Knochenschwund	91
	5.5.1. Fatigue (chronische Erschöpfung)	91
	5.5.2. Übelkeit und Appetitlosigkeit	92
	5.5.3. Haarverlust	94
	5.5.4. Knochenschwund (Osteoporose bei Hormontherapie)	95
5.6	Psychosoziale Aspekte: Der Umgang mit einer unheilbaren Diagnose	96

6. EINFLUSS VON ERNÄHRUNG UND LEBENSSTIL AUF DIE PROGNOSE 99

6.1	Evidenzbasierte Ernährungsempfehlungen: antientzündliche und antioxidative Konzepte	99
	6.1.1. Antientzündliche Ernährung und Krebs	99
	6.1.2. Antioxidantien und Zellschutz	101
6.2	Bedeutung des Körpergewichts: Adipositas als Risikofaktor	103

6.3	Sport und Bewegung: positive Effekte auf Immunsystem und Stoffwechsel	105
6.4	Bedeutung von Stressmanagement und Achtsamkeit	106
6.5	Rauchen, Alkohol und Umweltfaktoren – Einfluss auf die Prognose	108
6.5.1.	Rauchen und Brustkrebs	108
6.5.2.	Alkoholkonsum und Brustkrebs	109
6.5.3.	Umweltfaktoren und Brustkrebs	110

7.	**PSYCHOLOGISCHE BEWÄLTIGUNGSSTRATEGIEN**	**113**
7.1	Psychologische Belastung einer chronischen Krebserkrankung	113
7.2	Angstbewältigung und Strategien gegen depressive Verstimmungen	115
7.3	Der Umgang mit Ungewissheit und existenziellen Fragen	117
7.4	Bedeutung von sozialer Unterstützung durch Familie und Freunde	119
7.5	Psycho-onkologische Therapieformen und ihre Wirksamkeit	120

8.	**ALTERNATIVE UND KOMPLEMENTÄRE THERAPIEANSÄTZE – CHANCEN UND RISIKEN**	**123**
8.1	Abgrenzung zwischen seriösen komplementären Verfahren und unseriösen Methoden	123
8.2	Pflanzenbasierte Medizin und ihre Wechselwirkungen mit Krebstherapien	126
8.3	Traditionelle Chinesische Medizin, Akupunktur und Homöopathie im Kontext der evidenzbasierten Medizin	128
8.3.1.	Traditionelle Chinesische Medizin	128
8.3.2.	Akupunktur	129
8.3.3.	Homöopathie	130
8.3.4.	Nutzung des Placebo-Effekts	131

8.4	Bedeutung von Mikronährstoffen und Nahrungsergänzungsmitteln	133
8.5	Achtsamkeit, Meditation und spirituelle Ansätze als begleitende Maßnahmen	135

9. FORTSCHRITTE DER FORSCHUNG 138

9.1 Entwicklung neuer Therapien: Gentherapie, CRISPR-Technologie und Krebsimpfstoffe 138

9.1.1. Gentherapie als vielversprechender Ansatz 138

9.1.2. Krebsimpfstoffe: Eine Immunisierung gegen Brustkrebs? 141

9.1.3. Wann sind diese Therapien voraussichtlich verfügbar? 144

9.2 Bedeutung der künstlichen Intelligenz in der Brustkrebsforschung 145

9.3 Entwicklungen in der Immun-Onkologie 148

9.4 Perspektiven für Heilung von metastasiertem Brustkrebs 150

9.5 Patientenbeteiligung an klinischen Studien – Chancen und Risiken 152

10. SOZIALE, RECHTLICHE UND FINANZIELLE ASPEKTE 154

10.1 Rechte von Krebspatientinnen im Gesundheitswesen 154

10.2 Versicherungsfragen 156

10.3 Wiedereinstieg in das Berufsleben 157

11. LEBENSQUALITÄT TROTZ KREBS, GLEICHZEITIG EIN SCHLUSSWORT 159

Hinweis: Dieses Buch ist modular aufgebaut, sodass jedes Kapitel auch eigenständig gelesen werden kann. Dies führt zu gelegentlichen Wiederholungen zwischen Kapiteln, die der selektiven Lesbarkeit dienen.

1. Einleitung

1.1 Bedeutung der Langzeitüberlebensrate bei Brustkrebs

Brustkrebs ist die weltweit häufigste Krebserkrankung bei Frauen und eine der führenden Ursachen für krebsbedingte Todesfälle. Trotz dieser alarmierenden Statistik hat sich die Prognose für Brustkrebspatientinnen in den letzten Jahrzehnten erheblich verbessert. Die Fortschritte in der Früherkennung, die Entwicklung innovativer Therapieansätze und die zunehmende Personalisierung der Behandlung haben dazu geführt, dass immer mehr Frauen – und in selteneren Fällen auch Männer – mit Brustkrebs über lange Zeiträume hinweg leben können.

Die Langzeitüberlebensrate beschreibt den Anteil der Patientinnen, die eine bestimmte Anzahl von Jahren nach der Diagnose überleben. Während früher eine Brustkrebsdiagnose mit einer hohen Sterblichkeit innerhalb weniger Jahre assoziiert war, hat sich diese Situation durch verbesserte Therapiemöglichkeiten grundlegend verändert. Heutzutage überleben viele Frauen nicht nur fünf oder zehn Jahre nach der Erstdiagnose, sondern erreichen mit adäquater medizinischer Betreuung und gezielten Lebensstilmaßnahmen ein langes Leben mit hoher Lebensqualität.

Die Langzeitüberlebensrate variiert jedoch erheblich in Abhängigkeit von verschiedenen Faktoren. Dazu gehören das biologische Verhalten des Tumors, seine molekulare Subtypisierung, das Stadium der Erkrankung zum Zeitpunkt der Diagnose und die individuelle Reaktion auf Therapieformen. Besonders relevant ist hierbei die Unterscheidung zwischen Patientinnen, bei denen der Tumor frühzeitig erkannt und erfolgreich behandelt werden konnte, und jenen, die mit einer metastasierten Erkrankung leben. Während erstere häufig als geheilt gelten können, stellt die Langzeitkontrolle einer metastasierten Erkrankung eine besondere Herausforderung dar, die eine kontinuierliche medizinische Begleitung und eine flexible Anpassung der Therapie erfordert.

Die Überlebensrate ist jedoch nicht nur eine rein medizinische Größe, sondern hat auch erhebliche psychosoziale und gesellschaftliche Implikationen. Ein langes Leben mit Brustkrebs bedeutet für viele Betroffene nicht nur, mit den direkten physischen Auswirkungen der Krankheit umzugehen, sondern auch mit emotionalen, sozialen und wirtschaftlichen Herausforderungen. Daher ist es von entscheidender Bedeutung, nicht nur medizinische, sondern auch psychologische und soziale Unterstützungsmaßnahmen in Betracht zu ziehen, um den Betroffenen ein möglichst erfülltes und selbstbestimmtes Leben zu ermöglichen.

1.2 Wandel der Prognose durch moderne Medizin

Noch vor wenigen Jahrzehnten galt eine Brustkrebsdiagnose häufig als Todesurteil. Die Behandlungsmöglichkeiten waren begrenzt, und viele Patientinnen hatten nur geringe Chancen auf eine langfristige Kontrolle der Erkrankung. Dies hat sich grundlegend geändert. Der medizinische Fortschritt hat die Prognose von Brustkrebs in nahezu jeder Hinsicht revolutioniert – von der Früherkennung über innovative Therapieansätze bis hin zur personalisierten Medizin.

Ein entscheidender Faktor für die verbesserte Prognose ist die zunehmende Individualisierung der Therapie. Während früher eine standardisierte Behandlung für alle Patientinnen galt, werden heute gezielte Therapien eingesetzt, die auf die biologischen Eigenschaften des jeweiligen Tumors abgestimmt sind. So ermöglichen beispielsweise hormonelle Therapien eine effektive Bekämpfung von hormonabhängigem Brustkrebs, während Antikörpertherapien wie Trastuzumab speziell gegen HER2-positive Tumoren gerichtet sind. Die Weiterentwicklung der Immun-Onkologie eröffnet zudem neue Perspektiven, indem das körpereigene Immunsystem gezielt gegen Krebszellen aktiviert wird. Auch in der Früherkennung hat sich die Situation erheblich verbessert. Die Einführung der Mammographie-Screenings hat dazu geführt, dass Brustkrebs in vielen Fällen bereits in sehr frühen Stadien entdeckt wird, in denen die Heilungschancen besonders hoch sind. Zudem ermöglichen moderne bildgebende Verfahren wie Magnetresonanztomographie (MRT) oder Positronen-Emissions-Tomographie (PET) eine präzisere Diagnostik und damit eine bessere Therapieplanung.

Ein weiterer entscheidender Fortschritt betrifft das Verständnis der Tumorbiologie. Durch die Analyse genetischer und epigenetischer Faktoren können Mediziner heute besser prognostizieren, wie aggressiv ein Tumor ist und welche Behandlungsstrategien am erfolgversprechendsten sind. Die Einführung der sogenannten Liquid Biopsy, einer Methode, die Krebszellen oder deren genetisches Material im Blut nachweist, könnte die Prognose weiter verbessern, indem sie eine frühzeitige Erkennung von Rückfällen ermöglicht.

Dennoch bleibt Brustkrebs eine ernsthafte Erkrankung, die eine umfassende medizinische Betreuung erfordert. Trotz der enormen Fortschritte gibt es nach wie vor Herausforderungen, insbesondere im Bereich der Therapie von metastasiertem Brustkrebs. Hierbei geht es nicht mehr nur um eine vollständige Heilung, sondern um die möglichst langfristige Kontrolle der Erkrankung, vergleichbar mit chronischen Krankheiten wie Diabetes oder Bluthochdruck.

Die Prognoseverbesserung hat jedoch nicht nur medizinische, sondern auch gesellschaftliche Auswirkungen. Immer mehr Patientinnen können nach einer Brustkrebsdiagnose ein normales Leben führen, in den Beruf zurückkehren und ihre sozialen Aktivitäten fortsetzen. Dies erfordert eine zunehmende Anpassung des Gesundheits- und Sozialsystems, um die Bedürfnisse von Langzeitüberlebenden angemessen zu berücksichtigen.

1.3 Zielsetzung des Buches

Die Diagnose Brustkrebs stellt für die meisten Betroffenen einen tiefen Einschnitt in ihr Leben dar. Viele fühlen sich mit einer Fülle von medizinischen Informationen konfrontiert, die schwer zu verstehen und noch schwieriger zu verarbeiten sind. Gleichzeitig kursieren zahlreiche Fehlinformationen und unseriöse Heilsversprechen, die oft mehr Verunsicherung als Klarheit schaffen.

Das Ziel dieses Buches ist es, wissenschaftlich fundierte Informationen in einer allgemein verständlichen Form bereitzustellen. Dabei werden sowohl die medizinischen Grundlagen der Erkrankung als auch die verschiedenen Therapieoptionen und deren Auswirkungen ausführlich erläutert. Besonders im Fokus steht die Frage, wie ein langes und möglichst gesundes Leben mit Brustkrebs möglich ist.

Dieses Buch richtet sich an Betroffene, deren Angehörige und Interessierte, die sich fundiert über die neuesten Entwicklungen in der Brustkrebsforschung und Therapie informieren möchten. Es soll helfen, realistische Erwartungen zu entwickeln, fundierte Entscheidungen zu treffen und eigenverantwortlich zur Verbesserung der eigenen Prognose beizutragen. Dabei wird auf eine ausgewogene Darstellung geachtet: Während die enormen Fortschritte in der Krebsmedizin verdeutlicht werden, werden auch die bestehenden Herausforderungen und Grenzen der Therapie nicht verschwiegen.

Ein weiteres Ziel ist es, den Betroffenen Mut zu machen und ihnen Strategien an die Hand zu geben, um nicht nur medizinisch bestmöglich versorgt zu sein, sondern auch psychisch und sozial stabil zu bleiben. Brustkrebs ist nicht nur eine medizinische Diagnose, sondern auch eine Erfahrung, die das gesamte

Leben beeinflusst. Daher wird in diesem Buch nicht nur auf die körperlichen, sondern auch auf die emotionalen und sozialen Aspekte eingegangen.

Es gibt keine absolute Sicherheit in der Medizin, insbesondere nicht in der Onkologie. Während einige Patientinnen nach einer Brustkrebsdiagnose über Jahrzehnte hinweg gesund bleiben, erleben andere trotz optimaler Therapie einen Rückfall oder eine Verschlechterung ihrer Erkrankung.

Dieses Buch erhebt keinen Anspruch darauf, eine Heilung zu garantieren oder absolute Wahrheiten zu präsentieren. Vielmehr basiert es auf dem aktuellen Stand der Wissenschaft und gibt realistische Einblicke in die Möglichkeiten und Grenzen der modernen Medizin. Es werden keine Heilversprechen gemacht, sondern Strategien vorgestellt, die wissenschaftlich belegt sind und nachweislich zur Verbesserung der Überlebenschancen und Lebensqualität beitragen können.

Besonders wichtig ist die kritische Auseinandersetzung mit unseriösen Angeboten, die falsche Hoffnungen wecken oder gar gefährlich sein können. Die evidenzbasierte Medizin bleibt die Grundlage für alle in diesem Buch dargestellten Inhalte. Ziel ist es, eine fundierte und rationale Perspektive zu vermitteln, die den Betroffenen hilft, selbstbestimmte Entscheidungen zu treffen und ihre Erkrankung bestmöglich zu bewältigen.

2. Medizinische Grundlagen des Brustkrebses

2.1 Entstehung und molekularbiologische Mechanismen von Brustkrebs

Brustkrebs ist eine Erkrankung, die durch eine unkontrollierte Vermehrung von Zellen im Brustdrüsengewebe entsteht. Unter normalen Bedingungen werden Zellwachstum und Zellteilung durch ein komplexes Zusammenspiel verschiedener Mechanismen reguliert. Diese beinhalten die Aktivierung und Inaktivierung bestimmter Gene, die Produktion von Wachstumsfaktoren sowie Kontrollmechanismen, die eine übermäßige Zellteilung verhindern. Wenn diese Kontrollmechanismen versagen, kann sich eine Zelle unkontrolliert vermehren, wodurch eine Krebserkrankung entsteht.

Der erste Schritt in der Krebsentstehung ist oft eine genetische Mutation, die entweder spontan auftreten oder durch äußere Einflüsse wie ionisierende Strahlung, bestimmte Chemikalien oder hormonelle Faktoren begünstigt werden kann. Besonders betroffen sind dabei zwei Gruppen von Genen: Proto-Onkogene und Tumorsuppressorgene.

Proto-Onkogene sind Gene, die unter normalen Bedingungen das Zellwachstum regulieren. Durch Mutationen können sie zu Onkogenen werden, die eine unkontrollierte Zellteilung fördern. Ein bekanntes Beispiel ist das HER2-Gen (human epidermal growth factor receptor 2), das in etwa 15-20 % aller Brustkrebsfälle übermäßig aktiviert ist. Die Überexpression dieses Gens führt zu einer gesteigerten Produktion von Wachstumsrezeptoren auf der Zelloberfläche, was das Tumorwachstum beschleunigt.

Tumorsuppressorgene haben hingegen die Aufgabe, das Zellwachstum zu bremsen und die Zellteilung zu kontrollieren.

Mutationen in diesen Genen führen dazu, dass die Zellregulation ausfällt. Besonders bekannt ist das TP53-Gen, das für das Protein p53 kodiert. Dieses Protein spielt eine zentrale Rolle bei der Überwachung der Zellteilung und der Reparatur beschädigter DNA. Ist dieses Gen mutiert, kann es seine Schutzfunktion nicht mehr erfüllen, wodurch sich fehlerhafte Zellen unkontrolliert vermehren können.

Ein weiterer Mechanismus der Krebsentstehung betrifft sogenannte DNA-Reparaturgene, die für die Korrektur von DNA-Schäden verantwortlich sind. Besonders relevant sind hier die Gene BRCA1 und BRCA2, die eine entscheidende Rolle bei der Reparatur von Doppelstrangbrüchen in der DNA spielen. Frauen mit einer Mutation in einem dieser Gene haben ein deutlich erhöhtes Risiko, an Brust- oder Eierstockkrebs zu erkranken.

Neben diesen genetischen Faktoren beeinflussen auch epigenetische Veränderungen die Krebsentstehung. Während genetische Mutationen die DNA-Sequenz direkt verändern, betreffen epigenetische Veränderungen die Aktivität von Genen, ohne deren Sequenz zu verändern. Dazu gehören DNA-Methylierung und Histonmodifikationen, die die Expression bestimmter Gene regulieren. Wenn beispielsweise ein Tumorsuppressorgen durch eine Methylierung „stillgelegt" wird, kann dies zur Krebsentstehung beitragen.

Ein weiterer wichtiger Faktor ist die Tumormikroumgebung, also das Gewebe, das den Tumor umgibt. Bestimmte Immunzellen, Fibroblasten und Blutgefäße können das Tumorwachstum entweder hemmen oder fördern. Beispielsweise sind tumorassoziierte Makrophagen dafür bekannt, die Bildung neuer Blutgefäße zu fördern und das Immunsystem daran zu hindern, Krebszellen zu eliminieren.

Die Entstehung von Brustkrebs ist somit das Ergebnis eines komplexen Zusammenspiels genetischer, epigenetischer und umweltbedingter Faktoren. Das Verständnis dieser

Mechanismen bildet die Grundlage für moderne Therapieansätze, die darauf abzielen, spezifische Schwachstellen in Tumorzellen gezielt anzugreifen.

2.2 Klassifikation: hormonabhängige Tumoren, HER2-positive Tumoren, triple-negative Brustkrebsformen

Brustkrebs ist keine einheitliche Erkrankung, sondern umfasst verschiedene Subtypen, die sich in ihrer Biologie, ihrem Wachstumsverhalten und ihrer Reaktion auf Therapie unterscheiden. Die Einteilung basiert hauptsächlich auf der Expression bestimmter Rezeptoren auf der Zelloberfläche.

2.2.1 Hormonabhängiger Brustkrebs (ER+/PR+ Tumoren)

Die Mehrzahl der Brustkrebsfälle, insbesondere bei postmenopausalen Frauen, ist durch hormonabhängige Wachstumsmechanismen gekennzeichnet. Etwa siebzig bis achtzig Prozent aller Mammakarzinome weisen eine Expression von Hormonrezeptoren auf, wobei insbesondere die Östrogenrezeptoren und die Progesteronrezeptoren eine entscheidende Rolle spielen. Diese Tumorzellen besitzen spezifische Bindungsstellen für die weiblichen Geschlechtshormone Östrogen und Progesteron, sodass die Hormone an die Rezeptoren andocken und eine intrazelluläre Signalweiterleitung auslösen können, die zur Aktivierung wachstumsfördernder Mechanismen führt. Dadurch werden Zellteilung und Tumorproliferation begünstigt, was wiederum zu einem Fortschreiten der Erkrankung führen kann.

Aufgrund dieser hormonellen Abhängigkeit lässt sich diese Form des Brustkrebses mit gezielten endokrinen Therapieansätzen behandeln, die darauf abzielen, entweder die Hormonrezeptoren direkt zu blockieren, die körpereigene Hormonproduktion zu reduzieren oder die hormonelle Signalweiterleitung auf andere

Weise zu unterbrechen. Eine der am häufigsten eingesetzten Wirkstoffgruppen in der endokrinen Therapie ist der selektive Östrogenrezeptormodulator Tamoxifen. Dieses Medikament bindet an die Östrogenrezeptoren der Tumorzellen und verhindert dadurch, dass körpereigenes Östrogen an die Rezeptoren andocken kann. Da das Östrogen für die Stimulierung des Tumorwachstums essenziell ist, wird durch die Blockade der Rezeptoren eine wachstumshemmende Wirkung erzielt. Tamoxifen wird insbesondere bei prämenopausalen Patientinnen eingesetzt, da die körpereigene Östrogenproduktion in dieser Phase noch nicht durch andere therapeutische Maßnahmen stark beeinträchtigt werden kann. Darüber hinaus zeigt Tamoxifen auch eine gewisse agonistische Wirkung in bestimmten Geweben wie der Gebärmutterschleimhaut und den Knochen, weshalb die Therapie sorgfältig überwacht werden muss, um potenzielle Nebenwirkungen wie ein erhöhtes Risiko für Endometriumkarzinome oder thromboembolische Ereignisse frühzeitig zu erkennen.

Eine weitere wichtige medikamentöse Strategie in der endokrinen Behandlung von hormonabhängigem Brustkrebs ist der Einsatz von Aromatasehemmern. Diese Substanzklasse umfasst Wirkstoffe wie Anastrozol, Letrozol und Exemestan, die darauf abzielen, die körpereigene Östrogenproduktion zu reduzieren. Bei postmenopausalen Frauen erfolgt die Östrogensynthese nicht mehr primär in den Eierstöcken, sondern hauptsächlich im peripheren Gewebe, insbesondere im Fettgewebe und in den Nebennieren. Dort wird das Enzym Aromatase benötigt, um aus androgenen Vorläuferhormonen wie Androstendion und Testosteron Östrogene zu synthetisieren. Aromatasehemmer blockieren dieses Enzym und verhindern somit die Umwandlung der Vorläuferhormone in Östrogene. Dadurch wird der Östrogenspiegel im Körper gesenkt, was das Wachstum der Tumorzellen verlangsamt oder sogar zum Absterben der hormonabhängigen Tumorzellen führen kann. Diese Medikamente werden in der Regel bei postmenopausalen Patientinnen bevorzugt eingesetzt, da sie in der prämenopausalen Phase weniger wirksam sind, solange die Eierstöcke weiterhin große Mengen an Östrogen produzieren.

Ein weiterer therapeutischer Ansatz besteht in der Anwendung von Gonadotropin-Releasing-Hormon-Analoga, die auch als GnRH-Agonisten bezeichnet werden. Diese Wirkstoffe, zu denen beispielsweise Leuprorelin und Goserelin gehören, greifen in die Regulation der Eierstockfunktion ein, indem sie an die GnRH-Rezeptoren in der Hypophyse binden und dort eine vorübergehende Blockade der Hormonfreisetzung auslösen. Normalerweise regt das körpereigene Gonadotropin-Releasing-Hormon die Hypophyse dazu an, luteinisierendes Hormon und follikelstimulierendes Hormon auszuschütten, welche wiederum die Eierstöcke stimulieren, Östrogene zu produzieren. Durch die kontinuierliche Verabreichung eines GnRH-Analogons wird diese Regulation jedoch unterdrückt, sodass es zu einer vorübergehenden Ausschaltung der Eierstockfunktion kommt. Dies führt zu einem starken Abfall des Östrogenspiegels, was besonders bei prämenopausalen Patientinnen eine wirksame Methode zur Wachstumshemmung hormonabhängiger Tumoren darstellt. Diese Therapieform wird oft in Kombination mit anderen endokrinen Maßnahmen, wie Tamoxifen oder Aromatasehemmern, angewendet, um eine möglichst umfassende Blockade der hormonellen Tumorwachstumsmechanismen zu erreichen.

Die Auswahl der geeigneten endokrinen Therapie erfolgt individuell und basiert auf verschiedenen Faktoren wie dem Hormonrezeptorstatus des Tumors, dem Menopausenstatus der Patientin sowie möglichen Begleiterkrankungen und individuellen Risikofaktoren. Da hormonabhängiger Brustkrebs oft über Jahre hinweg fortschreiten kann, sind diese Behandlungsansätze meist langfristig angelegt und erfordern eine kontinuierliche Überwachung, um sowohl die Wirksamkeit als auch mögliche Nebenwirkungen frühzeitig zu erkennen und gegebenenfalls die Therapie anzupassen.

2.2.2. HER2-positive Tumoren

HER2-positive Tumoren machen etwa fünfzehn bis zwanzig Prozent aller Brustkrebsfälle aus und zeichnen sich durch eine verstärkte Expression des humanen epidermalen Wachstumsfaktor-Rezeptors Typ 2 aus. Dieser Rezeptor, der in normalen Brustzellen eine wichtige Funktion bei der Zellteilung und Geweberegeneration übernimmt, ist bei diesen Tumoren in deutlich erhöhter Anzahl auf der Zelloberfläche vorhanden. Durch die Überexpression des HER2-Proteins kommt es zu einer verstärkten Signalübertragung innerhalb der Zellen, wodurch die Zellteilung beschleunigt wird und die Tumorzellen sich unkontrolliert vermehren. Diese aggressive Wachstumsdynamik führt dazu, dass HER2-positive Brustkrebsformen oft eine ungünstigere Prognose aufweisen als hormonabhängige Brusttumoren, insbesondere wenn sie unbehandelt bleiben.

Die Entwicklung gezielter Anti-HER2-Therapien hat die Behandlungsmöglichkeiten für diese Tumorart erheblich verbessert und die Prognose von Patientinnen mit HER2-positivem Brustkrebs deutlich optimiert. Eine der wichtigsten Therapieoptionen ist der monoklonale Antikörper Trastuzumab, der unter dem Handelsnamen Herceptin bekannt ist. Dieser Antikörper bindet spezifisch an den extrazellulären Teil des HER2-Rezeptors und blockiert dessen Aktivierung. Dadurch wird die Weiterleitung wachstumsfördernder Signale in der Zelle gehemmt, was zu einer verlangsamten Zellteilung und einer verminderten Tumorproliferation führt. Darüber hinaus kann Trastuzumab das Immunsystem aktivieren, sodass körpereigene Immunzellen gezielt HER2-positive Tumorzellen angreifen und zerstören. Die Verabreichung von Trastuzumab erfolgt in der Regel in Kombination mit einer Chemotherapie, da diese synergistischen Therapieansätze die Wirksamkeit der Behandlung weiter verbessern können.

Eine weitere bedeutende Anti-HER2-Therapie ist Pertuzumab, ein ebenfalls monoklonaler Antikörper, der sich von Trastuzumab durch seinen spezifischen Angriffspunkt am HER2-

Rezeptor unterscheidet. Während Trastuzumab die direkte Signalweiterleitung über HER2 hemmt, blockiert Pertuzumab die Interaktion zwischen HER2 und anderen Mitgliedern der HER-Rezeptorfamilie, insbesondere HER3. Dies ist von großer Bedeutung, da die Heterodimerisierung von HER2 mit HER3 besonders stark wachstumsfördernde Signale auslöst. Durch die kombinierte Gabe von Trastuzumab und Pertuzumab können also zwei unterschiedliche Mechanismen der Signalübertragung gleichzeitig gehemmt werden, was zu einer noch wirksameren Eindämmung des Tumorwachstums führt. Diese duale HER2-Blockade hat sich insbesondere bei fortgeschrittenem oder metastasiertem HER2-positivem Brustkrebs als äußerst effektiv erwiesen.

Neben den monoklonalen Antikörpern stehen mittlerweile auch weitere therapeutische Ansätze zur Verfügung, die gezielt gegen HER2-positive Tumoren gerichtet sind. Eine dieser innovativen Behandlungsmöglichkeiten sind Antikörper-Wirkstoff-Konjugate wie Trastuzumab-Emtansin, das unter dem Namen T-DM1 bekannt ist. Dieses Medikament kombiniert die HER2-spezifische Wirkung von Trastuzumab mit einem zytotoxischen Wirkstoff, der gezielt in die Krebszellen eingeschleust wird. Nach der Bindung an den HER2-Rezeptor wird das Medikament in die Tumorzelle aufgenommen und setzt dort die zytotoxische Substanz frei, die die Zellteilung direkt hemmt und das Absterben der Tumorzelle auslöst. Da dieser Wirkmechanismus gezielt auf HER2-positive Tumorzellen abzielt, können die Nebenwirkungen auf gesundes Gewebe im Vergleich zu herkömmlichen Chemotherapien reduziert werden.

Ein weiterer vielversprechender Therapieansatz ist die Anwendung von Tyrosinkinase-Inhibitoren wie Lapatinib, die die intrazelluläre Signalweiterleitung des HER2-Rezeptors direkt hemmen. Diese Wirkstoffe verhindern die Aktivierung nachgeschalteter Signalwege, die für das Tumorwachstum verantwortlich sind. Lapatinib wird häufig in Kombination mit anderen Anti-

HER2-Therapien oder Chemotherapien eingesetzt, insbesondere bei Patientinnen mit fortgeschrittenem oder metastasiertem Brustkrebs, die bereits eine Vortherapie mit Trastuzumab erhalten haben.

Die gezielte Behandlung von HER2-positivem Brustkrebs mit diesen modernen Anti-HER2-Therapien hat die Prognose dieser Tumorform erheblich verbessert. Während HER2-positive Tumoren früher mit einer besonders hohen Aggressivität und einem erhöhten Risiko für Krankheitsrückfälle assoziiert waren, ermöglichen die heutigen Therapieansätze eine deutliche Verlängerung der Überlebenszeit und eine verbesserte Kontrolle der Erkrankung.

2.2.3. Triple-negativer Brustkrebs (TNBC)

Triple-negativer Brustkrebs macht etwa zehn bis fünfzehn Prozent aller Brustkrebsfälle aus und stellt eine besonders herausfordernde Form der Erkrankung dar. Der Begriff „triple-negativ" bezieht sich darauf, dass diese Tumoren weder Östrogenrezeptoren noch Progesteronrezeptoren oder HER2-Proteine auf ihrer Zelloberfläche exprimieren. Dadurch entfallen die bewährten endokrinen und HER2-gerichteten Therapieoptionen, die bei anderen Brustkrebsformen eingesetzt werden können. Die Abwesenheit dieser therapeutischen Angriffspunkte bedeutet, dass alternative Strategien zur Behandlung notwendig sind.

Triple-negative Tumoren weisen in der Regel eine aggressive Wachstumsdynamik auf. Sie sind gekennzeichnet durch eine hohe Zellteilungsrate und eine verstärkte Neigung zur frühzeitigen Metastasierung. Insbesondere das Risiko für Fernmetastasen in Organen wie Lunge, Leber oder Gehirn ist bei dieser Brustkrebsform erhöht. Zudem sind die Rückfallraten innerhalb der ersten drei bis fünf Jahre nach der Diagnose besonders hoch, sodass eine konsequente und wirksame Behandlung von entscheidender Bedeutung ist. Trotz dieser Herausforderungen gibt es inzwischen vielversprechende Entwicklungen in der Forschung, die darauf abzielen, neue therapeutische Optionen für diese Patientengruppe zu etablieren.

Da zielgerichtete Therapien fehlen, ist die Chemotherapie die wichtigste und bislang wirksamste Standardbehandlung für triple-negativen Brustkrebs. Insbesondere anthrazyklin- und taxanbasierte Chemotherapien haben sich als effektiv erwiesen, da sie das unkontrollierte Wachstum der Tumorzellen hemmen und deren Teilung blockieren. Platinbasierte Chemotherapien, wie beispielsweise Cisplatin oder Carboplatin, zeigen ebenfalls eine gute Wirksamkeit, insbesondere bei Patientinnen mit bestimmten genetischen Veränderungen wie BRCA-Mutationen. Diese Mutationen beeinträchtigen die Fähigkeit der Zellen zur Reparatur von DNA-Schäden, wodurch die Tumorzellen besonders empfindlich auf DNA-schädigende Substanzen wie Platinverbindungen reagieren.

Ein vielversprechender neuer Therapieansatz ist die Immuntherapie, die darauf abzielt, das körpereigene Immunsystem zu aktivieren und es gezielt gegen die Tumorzellen einzusetzen. Immuncheckpoint-Inhibitoren wie Atezolizumab oder Pembrolizumab gehören zu den am intensivsten erforschten Wirkstoffen in diesem Bereich. Diese Medikamente blockieren hemmende Signalwege innerhalb des Immunsystems, die normalerweise verhindern, dass Immunzellen Krebszellen erkennen und angreifen. Insbesondere bei triple-negativem Brustkrebs mit hoher PD-L1-Expression, einem Biomarker für die Aktivität des Immunabwehrsystems, konnte gezeigt werden, dass Immuntherapien in Kombination mit Chemotherapie das progressionsfreie Überleben und die Gesamtprognose verbessern können.

Neben Immuntherapien rücken auch PARP-Inhibitoren zunehmend in den Fokus der Forschung. Diese Wirkstoffe, zu denen Olaparib und Talazoparib gehören, greifen gezielt in die DNA-Reparaturmechanismen der Tumorzellen ein. Normalerweise nutzen Zellen verschiedene Wege, um Schäden in ihrer Erbsubstanz zu reparieren. Bei Patientinnen mit BRCA1- oder BRCA2-Mutationen sind jedoch bestimmte Reparaturmechanismen bereits gestört, sodass sich die Tumorzellen auf alternative Reparaturwege verlassen müssen. PARP-Inhibitoren blockieren diese verbleibenden Mechanismen und führen dadurch dazu, dass sich DNA-Schäden in den Krebszellen anhäufen, was letztlich zum Absterben der Tumorzellen führt. Diese Therapieoption hat insbesondere bei Patientinnen mit einer bekannten BRCA-Mutation vielversprechende Ergebnisse gezeigt und stellt eine gezieltere Behandlungsstrategie dar als herkömmliche Chemotherapien.

Weitere experimentelle Ansätze umfassen Antikörper-Wirkstoff-Konjugate wie Sacituzumab Govitecan, das gezielt an ein spezifisches Oberflächenprotein von triple-negativen Brustkrebszellen bindet und eine zytotoxische Substanz direkt in die Tumorzellen einschleust. Durch diesen Mechanismus kann eine selektive Schädigung der Krebszellen erreicht werden, während gesundes Gewebe weitgehend geschont wird.

Die Behandlung von triple-negativem Brustkrebs bleibt aufgrund seiner aggressiven Natur eine besondere Herausforderung, doch die kontinuierlichen Fortschritte in der Forschung eröffnen neue Perspektiven. Die Identifizierung spezifischer Biomarker, die eine gezieltere Therapie ermöglichen, ist ein zentrales Ziel zukünftiger Entwicklungen.

2.3 Wachstumsdynamik und Metastasierung

Brustkrebs ist eine Erkrankung, die sich in ihrem Wachstum und ihrer Ausbreitung sehr unterschiedlich verhalten kann. Während manche Tumoren langsam wachsen und über Jahre hinweg kaum Veränderungen zeigen, gibt es besonders aggressive Formen, die innerhalb kurzer Zeit eine erhebliche Größe erreichen und bereits früh Metastasen in andere Organe streuen können. Die Wachstumsdynamik hängt von einer Vielzahl biologischer Faktoren ab, darunter die genetische Ausstattung der Krebszellen, die Aktivität bestimmter Wachstumsfaktoren sowie die Fähigkeit des Tumors, das Immunsystem zu umgehen und sich neue Blutversorgungen zu schaffen.

2.3.1. Lokales Tumorwachstum

Die Entstehung eines Brusttumors beginnt in den meisten Fällen mit der unkontrollierten Vermehrung von Zellen innerhalb der Milchgänge (duktales Karzinom) oder der Drüsenläppchen (lobuläres Karzinom). Zunächst ist das Wachstum auf das Ursprungsgewebe begrenzt. In diesem Stadium spricht man von einem duktalen oder lobulären Karzinom in situ, was bedeutet, dass sich die Krebszellen noch nicht über die natürliche Gewebebegrenzung hinaus ausgebreitet haben.

Im Laufe der Zeit entwickeln einige Tumoren die Fähigkeit, die Basalmembran zu durchbrechen und in das umliegende Brustgewebe einzudringen. Dies markiert den Übergang zu einem invasiven Brustkrebs. Dabei beginnt der Tumor, mit dem umliegenden Gewebe zu interagieren, sich Blutgefäße zu schaffen und Immunzellen zu manipulieren.

2.3.2. Angiogenese: Die Bildung neuer Blutgefäße

Damit ein Tumor wachsen und sich ausbreiten kann, benötigt er eine kontinuierliche Versorgung mit Sauerstoff und Nährstoffen, die über das Blut transportiert werden. In der frühen Phase seiner Entwicklung ist ein Tumor zunächst noch klein genug, um diese lebensnotwendigen Stoffe durch Diffusion aus dem umliegenden Gewebe zu erhalten. Diese passive Versorgung reicht jedoch nur bis zu einer bestimmten Tumorgröße aus, da die

Diffusionsstrecke für Sauerstoff und Nährstoffe begrenzt ist. Sobald der Tumor eine kritische Größe erreicht, ist diese Form der Versorgung nicht mehr ausreichend, und er ist gezwungen, aktiv neue Strategien zu entwickeln, um seinen Energie- und Sauerstoffbedarf zu decken. Zu diesem Zweck setzt er eine Reihe biologischer Prozesse in Gang, die unter dem Begriff Angiogenese zusammengefasst werden.

Die Angiogenese beschreibt die Neubildung von Blutgefäßen aus bereits bestehenden Kapillaren. Dieser Prozess wird durch die Freisetzung spezifischer Signalmoleküle eingeleitet, die das Wachstum und die Differenzierung von Endothelzellen stimulieren. Diese Zellen bilden die Innenwände der Blutgefäße und sind für die Bildung neuer Kapillaren essenziell. Durch die gezielte Induktion der Angiogenese stellt der Tumor sicher, dass er eine kontinuierliche Versorgung mit Sauerstoff und Nährstoffen erhält, wodurch sein weiteres Wachstum ermöglicht und beschleunigt wird. Gleichzeitig eröffnet die Bildung neuer Blutgefäße dem Tumor die Möglichkeit, Tumorzellen in den Blutkreislauf einzuschleusen, was die Wahrscheinlichkeit für Metastasierung, also die Ausbreitung von Krebszellen in andere Organe, erheblich erhöht.

Ein zentraler Faktor in der Tumorangiogenese ist der Vascular Endothelial Growth Factor, kurz VEGF. Dieses Signalmolekül gehört zur Familie der Wachstumsfaktoren und spielt eine Schlüsselrolle bei der Induktion und Regulation des Gefäßwachstums. VEGF bindet an spezifische Rezeptoren auf der Oberfläche von Endothelzellen und löst eine Kaskade biochemischer Signale aus, die die Proliferation, Migration und Differenzierung dieser Zellen fördern. Infolgedessen kommt es zur Neubildung und zum Umbau von Kapillaren, die den Tumor mit zusätzlichem Blut versorgen. Die Produktion von VEGF wird unter anderem durch Sauerstoffmangel, also Hypoxie, verstärkt. Tumorzellen, die sich in einem unterversorgten Gebiet befinden, setzen VEGF frei, um umliegende Gefäßzellen zur Bildung neuer Kapillaren zu stimulieren. Dieser Mechanismus trägt entscheidend zur Anpassungsfähigkeit des Tumors an seine Umgebung bei und ermöglicht ihm, auch unter ungünstigen Bedingungen weiter zu wachsen.

Neben VEGF spielen auch Fibroblast Growth Factors, kurz FGFs, eine bedeutende Rolle in der Tumorangiogenese. Diese Wachstumsfaktoren sind für eine Vielzahl biologischer Prozesse verantwortlich, darunter Zellproliferation, Differenzierung und Gewebeerneuerung. In der Angiogenese fördern FGFs die Migration und Teilung von Endothelzellen und tragen somit zur Bildung neuer Blutgefäße bei. Darüber hinaus sind sie an der Regulation des Tumormikromilieus beteiligt, indem sie entzündliche Prozesse und Wechselwirkungen mit anderen Zelltypen im Tumorgewebe beeinflussen.

Ein weiterer wesentlicher Faktor in der Angiogenese sind die Matrix-Metalloproteinasen, kurz MMPs. Diese Enzyme sind für den Abbau der extrazellulären Matrix verantwortlich, einer Struktur aus Proteinen und anderen Molekülen, die das Gewebe stabilisiert und die Zellen miteinander verbindet. Durch die Auflösung dieser Gewebebarriere ermöglichen MMPs den Tumorzellen, sich in angrenzendes Gewebe auszubreiten und sich einen Weg zu neuen Nährstoffquellen zu bahnen. Darüber hinaus tragen sie dazu bei, die Umgebung für die Neubildung von Blutgefäßen vorzubereiten, indem sie die Strukturen des umgebenden Gewebes auflockern und den VEGF-Signalweg verstärken.

Die Fähigkeit des Tumors, aktiv neue Blutgefäße zu generieren, stellt eine wesentliche Grundlage für sein weiteres Wachstum und seine Ausbreitung dar. Durch die gezielte Induktion der Angiogenese kann sich der Tumor unabhängig von den ursprünglichen Gefäßstrukturen mit lebenswichtigen Nährstoffen versorgen und so selbst unter widrigen Bedingungen überleben. Gleichzeitig erhöht sich durch die neugeformten Blutgefäße das Risiko für die Streuung von Tumorzellen in den Blutkreislauf, was die Metastasierung begünstigt. Dieser Mechanismus macht die

Angiogenese zu einem zentralen Ziel in der Krebsforschung, da die gezielte Hemmung dieses Prozesses das Wachstum von Tumoren verlangsamen oder sogar stoppen kann. Therapien, die auf die Blockade von VEGF oder anderen angiogenen Faktoren abzielen, werden bereits klinisch eingesetzt und haben in Kombination mit anderen Behandlungsformen das Potenzial, das Fortschreiten bestimmter Krebsarten wirksam zu kontrollieren.

2.3.3. Metastasierung: Die Streuung von Krebszellen

Ein besonders kritisches Stadium in der Brustkrebsprogression ist die Metastasierung, also die Fähigkeit der Krebszellen, sich von ihrem Ursprungsort zu lösen, über Blut- oder Lymphbahnen in entfernte Körperregionen zu gelangen und dort neue Tumorabsiedlungen zu bilden. Dieser Prozess stellt eine der größten Herausforderungen in der onkologischen Therapie dar, da metastasierte Tumoren oft schwer behandelbar sind und die Prognose der Patientin entscheidend beeinflussen. Während Brustkrebs im Frühstadium oft erfolgreich behandelt werden kann, ist das Auftreten von Metastasen mit einer deutlich ungünstigeren Prognose verbunden. Der Metastasierungsprozess ist hochkomplex und erfolgt in mehreren aufeinanderfolgenden Schritten, die es den Krebszellen ermöglichen, sich aus dem Primärtumor zu lösen, zu überleben und sich in neuen Geweben zu etablieren.

Die erste Phase der Metastasierung beginnt mit der Invasion des umliegenden Gewebes. Hierbei verlieren die Tumorzellen ihre ursprünglichen Zell-Zell-Kontakte und verändern ihre biologischen Eigenschaften. Dieser Vorgang ist eng mit der sogenannten epithelial-mesenchymalen Transition verknüpft, bei der epitheliale Tumorzellen ihre polarisierte Struktur aufgeben, beweglicher werden und eine größere Invasionsfähigkeit entwickeln. Um sich durch das umgebende Gewebe zu bewegen, produzieren sie Enzyme wie Matrix-Metalloproteinasen, die die extrazelluläre Matrix abbauen und den Krebszellen das Eindringen in benachbarte Strukturen ermöglichen. Diese Veränderungen sind entscheidend, da sie es den Tumorzellen erlauben, sich aus dem festen Zellverband des Primärtumors zu lösen und sich aktiv durch das umliegende Gewebe zu bewegen.

Im nächsten Schritt, der sogenannten Intravasation, gelangen die Tumorzellen in Blut- oder Lymphgefäße. Dies geschieht entweder aktiv durch das gezielte Eindringen in das Gefäßsystem oder passiv, wenn die Gefäßwand durch die aggressive Ausbreitung des Tumors geschädigt wird. Die Fähigkeit der Tumorzellen, in das vaskuläre oder lymphatische System einzutreten, ist ein kritischer Punkt, da sie dadurch Zugang zu entfernten Körperregionen erhalten. Im Blutkreislauf sind Krebszellen jedoch erheblichen Belastungen ausgesetzt, darunter die Scherkräfte des Blutstroms sowie Angriffe durch Immunzellen. Viele Tumorzellen sterben während dieser Phase, doch einige überleben, indem sie sich beispielsweise mit Blutplättchen umgeben, die sie vor Immunreaktionen schützen und ihre Haftung an der Gefäßwand erleichtern.

Die dritte Phase der Metastasierung umfasst die Zirkulation der Tumorzellen im Körper. Über das arterielle oder venöse Blutsystem sowie über die Lymphbahnen werden die Krebszellen zu verschiedenen Organen transportiert. Dabei spielen sowohl mechanische Faktoren als auch biologische Affinitäten zwischen bestimmten Tumorzellen und bestimmten Organen eine Rolle. Das sogenannte „Seed-and-Soil"-Prinzip beschreibt, dass nicht alle Organe gleichermaßen empfänglich für Metastasen sind, sondern dass Tumorzellen bevorzugt in Geweben mit passenden Wachstumsbedingungen siedeln.

In der nächsten Phase, der Extravasation, verlassen die Tumorzellen die Blutbahn und siedeln sich in einem neuen Gewebe an. Dies geschieht meist in Bereichen mit verlangsamtem Blutfluss, beispielsweise in den Kapillarnetzen von Organen wie Knochen, Lunge, Leber oder Gehirn. Um aus der Blutbahn auszutreten, müssen die Krebszellen erneut Gewebebarrieren durchbrechen, indem sie Zellkontakte in der Gefäßwand auflösen oder sich zwischen Endothelzellen hindurchzwängen. Einmal im neuen Gewebe angekommen, müssen die Zellen überleben und sich an die neue Mikroumgebung anpassen, was nicht immer gelingt. Viele Tumorzellen sterben in diesem Stadium aufgrund ungünstiger Bedingungen oder fehlender Wachstumsfaktoren.

Die überlebenden Tumorzellen bilden zunächst sogenannte Mikrometastasen. Diese kleinen Zellkolonien verbleiben häufig in einem ruhenden Zustand, in dem sie über lange Zeit inaktiv bleiben können, bevor sie wieder in die Zellteilung eintreten. Dieses Phänomen, als dormancy oder Tumorruhe bezeichnet, erklärt, warum manche Brustkrebsmetastasen erst Jahre oder sogar Jahrzehnte nach der ursprünglichen Diagnose auftreten. Bestimmte Veränderungen im Tumormikromilieu, hormonelle Einflüsse oder genetische Mutationen können die Mikrometastasen reaktivieren und deren Wachstum initiieren.

Schließlich kann es zum Makrometastasenwachstum kommen, bei dem sich die Metastasen weiter ausbreiten und klinisch manifest werden. In diesem Stadium beginnt die sekundäre Tumormasse, sich eigenständig zu versorgen, indem sie Angiogeneseprozesse aktiviert und eine eigene Mikroumgebung aufbaut, die das Wachstum unterstützt. Die Metastasen beginnen, benachbarte Gewebe zu verdrängen und in umliegende Strukturen einzudringen, was zu den charakteristischen Symptomen führt, die oft erst in diesem fortgeschrittenen Stadium bemerkt werden.

Brustkrebs zeigt eine besondere Affinität zur Metastasierung in bestimmte Organe. Die häufigsten Metastasierungsorte sind die Knochen, die Lunge, die Leber und das Gehirn. Die Knochen stellen dabei das häufigste Zielorgan für Brustkrebsmetastasen dar. Tumorzellen, die in das Knochengewebe gelangen, können dort das Gleichgewicht zwischen knochenaufbauenden und knochenabbauenden Prozessen stören, was zu Knochenschmerzen, Frakturen und anderen skelettbezogenen Komplikationen führt. Die Lunge ist ebenfalls ein häufig betroffenes Organ, da das dichte Kapillarnetz der Lunge ein idealer Ort für das Anhaften von Krebszellen ist. Lungenmetastasen können lange asymptomatisch bleiben oder zu Atemnot, Husten und Brustschmerzen führen. Die Leber ist ein weiteres wichtiges Zielorgan für Brustkrebsmetastasen, da sie eine hohe Blutversorgung aus dem Pfortadersystem aufweist, was eine günstige Umgebung für Tumorzellen schafft. Lebermetastasen können durch Oberbauchbeschwerden, Gelbsucht oder unklare Gewichtsabnahme auffällig werden. Gehirnmetastasen sind seltener, stellen aber eine ernste Komplikation dar, da sie neurologische Symptome wie Kopfschmerzen, kognitive Beeinträchtigungen oder Lähmungen verursachen können.

Die Fähigkeit eines Tumors zu metastasieren ist einer der wichtigsten Prognosefaktoren für den Krankheitsverlauf. Die Erforschung der Metastasierungsmechanismen ist daher ein zentrales Ziel in der modernen Krebsforschung, um neue therapeutische Strategien zu entwickeln, die die Ausbreitung von Krebszellen verhindern oder die Wachstumsbedingungen für Metastasen gezielt stören können. Die Hemmung der Angiogenese, die Blockade spezifischer Signalwege oder die Modulation des Immunsystems stellen vielversprechende Ansätze dar, um die Prognose von Patientinnen mit metastasiertem Brustkrebs langfristig zu verbessern.

2.4 Genetische und epigenetische Einflussfaktoren

Brustkrebs ist nicht nur das Resultat einzelner genetischer Mutationen, sondern entsteht durch ein komplexes Zusammenspiel genetischer und epigenetischer Faktoren.

2.4.1. Genetische Risikofaktoren

Einige Formen von Brustkrebs haben eine erbliche Komponente, was bedeutet, dass bestimmte genetische Mutationen innerhalb von Familien weitergegeben werden und das Risiko für eine Erkrankung erheblich erhöhen können. Während die Mehrzahl der Brustkrebsfälle als sporadisch gilt und durch Umweltfaktoren sowie zufällige genetische Veränderungen verursacht wird, haben etwa fünf bis zehn Prozent aller Brustkrebsfälle eine eindeutig nachweisbare erbliche Ursache. Frauen, die Trägerinnen bestimmter genetischer Mutationen sind, tragen ein signifikant erhöhtes Risiko, im Laufe ihres Lebens an Brustkrebs zu erkranken, oft bereits in einem jüngeren Alter als in der Allgemeinbevölkerung.

Die bekanntesten und am besten erforschten Gene im Zusammenhang mit erblich bedingtem Brustkrebs sind BRCA1 und BRCA2. Diese Gene kodieren für Proteine, die eine zentrale Rolle in der Reparatur von DNA-Schäden spielen. Normalerweise sind sie essenziell für die Aufrechterhaltung der genomischen Stabilität, da sie beschädigte DNA-Stränge reparieren und damit verhindern, dass sich Mutationen in den Zellen anhäufen. Wenn jedoch Mutationen in BRCA1 oder BRCA2 vorliegen, ist diese Reparaturfunktion stark beeinträchtigt, was zu einer erhöhten Anfälligkeit für unkontrollierte Zellteilungen und Tumorwachstum führt. Frauen mit einer Mutation in einem dieser Gene haben ein lebenslanges Brustkrebsrisiko von bis zu achtzig Prozent und ein ebenfalls erhöhtes Risiko für Eierstockkrebs. Da diese Mutationen autosomal-dominant vererbt werden, besteht eine fünfzigprozentige Wahrscheinlichkeit, dass Kinder von betroffenen Eltern ebenfalls Träger der Mutation sind.

Neben BRCA1 und BRCA2 gibt es weitere Gene, deren Mutationen mit einem erhöhten Brustkrebsrisiko in Verbindung stehen. Ein wichtiger Faktor in diesem Zusammenhang ist das Tumorsuppressorgen TP53. Dieses Gen kodiert für das p53-Protein, das als „Wächter des Genoms" bezeichnet wird, da es

Zellwachstum und Zellzyklusregulation kontrolliert. p53 spielt eine zentrale Rolle bei der Induktion der Apoptose, also des programmierten Zelltods, falls eine Zelle zu viele DNA-Schäden aufweist. Mutationen im TP53-Gen sind mit dem Li-Fraumeni-Syndrom assoziiert, einer seltenen, aber schwerwiegenden genetischen Erkrankung, die das Risiko für multiple Krebserkrankungen, einschließlich Brustkrebs, erheblich erhöht. Da p53 eine so zentrale Rolle bei der Kontrolle von Zellwachstum und Zellüberleben spielt, haben Mutationen in diesem Gen oft schwerwiegende Auswirkungen auf die Entstehung von Tumoren.

Ein weiteres Gen, das eine Rolle in der DNA-Schadensantwort spielt, ist CHEK2. Dieses Gen kodiert für ein Protein, das an der Regulation des Zellzyklus beteiligt ist und bei der Reparatur von DNA-Schäden eine unterstützende Funktion übernimmt. Mutationen in CHEK2 sind weniger häufig als BRCA-Mutationen, erhöhen aber dennoch das Brustkrebsrisiko signifikant. Insbesondere die CHEK2-1100delC-Mutation wurde in verschiedenen Bevölkerungsgruppen mit einem moderat erhöhten Risiko für Brustkrebs in Verbindung gebracht. Da CHEK2 in einem ähnlichen Reparaturmechanismus wie BRCA1 und BRCA2 involviert ist, können Defekte in diesem Gen ebenfalls zu einer erhöhten genetischen Instabilität führen.

Ein weiteres relevantes Gen ist PALB2, das direkt mit BRCA2 interagiert und eine wesentliche Rolle bei der homologen Rekombination, einem der wichtigsten DNA-Reparaturmechanismen, spielt. Mutationen in PALB2 wurden als einer der bedeutendsten Risikofaktoren für erbliche Brustkrebserkrankungen identifiziert. Frauen mit einer pathogenen PALB2-Mutation haben ein deutlich erhöhtes Risiko für Brustkrebs, das mit dem Risiko von BRCA2-Mutationen vergleichbar sein kann. PALB2-Mutationen sind seltener als BRCA1- oder BRCA2-Mutationen, spielen aber dennoch eine entscheidende Rolle in der genetischen Prädisposition für Brustkrebs.

Die Identifizierung von erblichen Risikofaktoren ist ein wichtiger Bestandteil der modernen Onkologie, da sie gezielte Maßnahmen zur Krebsprävention und Früherkennung ermöglicht. Frauen, die Trägerinnen von Hochrisikomutationen sind, haben verschiedene Möglichkeiten, ihr Brustkrebsrisiko zu reduzieren. Dazu gehören intensivierte Früherkennungsprogramme mit regelmäßigen Mammographien und Magnetresonanztomographien sowie prophylaktische Maßnahmen wie die präventive Mastektomie oder die Entfernung der Eierstöcke, um das Risiko für Eierstockkrebs zu senken. Darüber hinaus werden zunehmend gezielte Therapien wie PARP-Inhibitoren entwickelt, die insbesondere bei Patientinnen mit BRCA-Mutationen eine vielversprechende Wirkung zeigen. Da sich die genetische Forschung ständig weiterentwickelt, werden in Zukunft wahrscheinlich weitere genetische Faktoren identifiziert, die das Brustkrebsrisiko beeinflussen, was neue Ansätze für Diagnostik, Prävention und Therapie ermöglichen könnte.

2.4.2. Epigenetische Veränderungen

Während genetische Mutationen eine Veränderung der DNA-Sequenz selbst darstellen und somit eine dauerhafte Veränderung der genetischen Information bewirken, sind epigenetische Mechanismen reversible Modifikationen, die die Aktivität von Genen beeinflussen, ohne die zugrunde liegende DNA-Sequenz zu verändern. Diese Mechanismen spielen eine zentrale Rolle in der Regulierung der Genexpression und sind entscheidend für die normale Zellfunktion. Sie steuern, welche Gene in einer bestimmten Zelle aktiv sind und welche nicht, und tragen damit zur Differenzierung und Spezialisierung von Zellen im menschlichen Körper bei. In der Krebsentstehung können epigenetische Veränderungen jedoch dazu führen, dass wichtige Gene, insbesondere solche, die Zellwachstum kontrollieren oder DNA-Schäden reparieren, fehlreguliert werden. Da epigenetische

Modifikationen prinzipiell reversibel sind, stellen sie ein vielversprechendes Ziel für neue therapeutische Ansätze in der Onkologie dar.

Einer der wichtigsten epigenetischen Mechanismen ist die DNA-Methylierung, bei der kleine chemische Gruppen, sogenannte Methylgruppen, an bestimmte DNA-Abschnitte angehängt werden. Diese Methylgruppen binden vorwiegend an Cytosin-Basen innerhalb spezifischer DNA-Sequenzen, insbesondere an sogenannten CpG-Inseln, die häufig in den Promotorregionen von Genen zu finden sind. Die Methylierung dieser Bereiche führt dazu, dass die betroffenen Gene nicht mehr abgelesen werden können, was als Gen-Silencing bezeichnet wird. In normalen Zellen ist die DNA-Methylierung ein essenzieller Mechanismus zur Regulierung der Genaktivität, doch in Krebszellen kann es zu einer aberranten Methylierung kommen. Tumorsuppressorgene, die normalerweise das Zellwachstum begrenzen oder DNA-Schäden reparieren, können durch übermäßige Methylierung inaktiviert werden, sodass die Zelle unkontrolliert wachsen und mutieren kann. Gleichzeitig werden in manchen Fällen krebsfördernde Gene durch eine fehlerhafte Methylierung aktiviert, was die Entstehung und das Fortschreiten von Tumoren begünstigen kann.

Ein weiterer zentraler epigenetischer Mechanismus ist die Modifikation von Histonen, den Proteinen, um die die DNA gewickelt ist, um sie zu verpacken und zu stabilisieren. Histone spielen eine entscheidende Rolle bei der Regulation der Genexpression, indem sie beeinflussen, wie dicht die DNA verpackt ist. Chemische Modifikationen wie Acetylierung, Methylierung, Phosphorylierung oder Ubiquitinierung verändern die Struktur der Histone und damit die Zugänglichkeit der DNA für die Transkriptionsmaschinerie der Zelle. Eine verstärkte Acetylierung der Histone führt beispielsweise dazu, dass die DNA lockerer verpackt ist und Gene leichter abgelesen werden können, während eine Deacetylierung die DNA dichter verpackt und die

Genexpression hemmt. In Krebszellen sind diese Modifikationen oft fehlerhaft reguliert, was zu einer übermäßigen Aktivierung krebsfördernder Gene oder zur Stilllegung von Genen führt, die Zellteilung und DNA-Reparatur kontrollieren. Histon-Deacetylase-Inhibitoren gehören zu den epigenetischen Medikamenten, die gezielt diese Veränderungen beeinflussen können, indem sie Tumorsuppressorgene wieder aktivieren und das unkontrollierte Wachstum von Krebszellen bremsen.

Neben DNA-Methylierung und Histonmodifikationen spielen auch nicht-kodierende RNA-Moleküle, insbesondere MicroRNAs, eine bedeutende Rolle in der epigenetischen Regulation der Genexpression. MicroRNAs sind kurze RNA-Sequenzen, die an Boten-RNA-Moleküle binden und deren Translation in Proteine verhindern oder den Abbau der Boten-RNA beschleunigen. Sie sind damit essenzielle Regulatoren zahlreicher biologischer Prozesse, einschließlich Zellwachstum, Differenzierung und Apoptose. In der Krebsentstehung können bestimmte MicroRNAs als Onkogene wirken, indem sie die Expression von Tumorsuppressorgenen herunterregulieren. Andere MicroRNAs fungieren dagegen als tumorunterdrückende Moleküle, indem sie die Expression von krebsfördernden Genen hemmen. Die Fehlregulation von MicroRNAs ist in vielen Tumorarten, einschließlich Brustkrebs, nachgewiesen worden und wird intensiv erforscht, um neue therapeutische Strategien zu entwickeln.

Epigenetische Veränderungen sind besonders interessant für die moderne Krebsforschung, da sie im Gegensatz zu genetischen Mutationen potenziell reversibel sind. Während Mutationen in der DNA dauerhaft sind und nicht rückgängig gemacht werden können, lassen sich epigenetische Modifikationen durch gezielte Medikamente beeinflussen. In der klinischen Forschung werden bereits verschiedene epigenetische Therapien getestet, darunter DNA-Methyltransferase-Inhibitoren, die eine pathologische DNA-Methylierung rückgängig machen, sowie Histon-Deacetylase-Inhibitoren, die eine fehlerhafte Histonmodifikation normalisieren. Diese Ansätze haben das Potenzial, das Wachstum von Tumorzellen zu verlangsamen, indem sie wichtige regulatorische Gene wieder aktivieren und die epigenetische Balance in den Krebszellen wiederherstellen. Die Kombination epigenetischer Medikamente mit anderen Krebstherapien, wie Chemotherapie, Immuntherapie oder gezielten molekularen Therapien, könnte zukünftig eine vielversprechende Strategie zur Verbesserung der Behandlungsergebnisse sein.

2.5 Einfluss von Hormonen auf Tumorwachstum

Hormone spielen eine zentrale Rolle bei der Entwicklung und Progression vieler Brustkrebsarten, insbesondere hormonabhängiger Tumoren. Die wichtigsten Hormone in diesem Kontext sind Östrogen und Progesteron, die über ihre Rezeptoren Zellwachstumssignale aktivieren.

2.5.1 Östrogen und Brustkrebs

Östrogen ist ein zentrales weibliches Geschlechtshormon, das eine Vielzahl biologischer Prozesse im Körper steuert. Neben seiner essenziellen Rolle in der Regulation des Menstruationszyklus und der Fortpflanzung hat Östrogen auch weitreichende Auswirkungen auf das Zellwachstum und den Zellstoffwechsel. Besonders in hormonabhängigen Geweben wie der Brust beeinflusst Östrogen die Zellproliferation, Differenzierung und Überlebensfähigkeit der Zellen. Diese Eigenschaften sind unter physiologischen Bedingungen essenziell für die normale Entwicklung der Brustdrüse und die Geweberegeneration, können aber in der Tumorentstehung eine kritische Rolle spielen.

In der Brust kann Östrogen das Wachstum von Krebszellen fördern, indem es an spezifische Östrogenrezeptoren bindet, die auf der Oberfläche oder im Zellinneren von Brustgewebszellen vorhanden sind. Diese Rezeptoren gehören zur Familie der nukleären Hormonrezeptoren und fungieren als Transkriptionsfaktoren, die nach Aktivierung durch Östrogen gezielt bestimmte Gene regulieren. In hormonabhängigen Brustkrebszellen ist die Expression dieser Rezeptoren besonders hoch, sodass Östrogen als treibender Faktor für das Tumorwachstum wirkt. Durch die Bindung von Östrogen an die Östrogenrezeptoren werden verschiedene Signalkaskaden aktiviert, die das Zellwachstum fördern und die Widerstandsfähigkeit der Tumorzellen gegenüber dem programmierten Zelltod erhöhen.

Einer der wichtigsten durch Östrogen aktivierten Signalwege ist der MAPK-Signalweg, der eine zentrale Rolle in der Regulation der Zellteilung spielt. MAPK steht für Mitogen-aktivierte Proteinkinase, eine Familie von Enzymen, die Signale von der Zellmembran ins Zellinnere weiterleiten und das Wachstum sowie die Proliferation der Zelle steuern. In hormonabhängigen Brustkrebszellen kann die Aktivierung dieses Signalwegs dazu führen, dass sich die Tumorzellen unkontrolliert vermehren. Da dieser Signalweg eng mit anderen Wachstumsfaktoren interagiert, kann Östrogen eine verstärkte Zellteilung bewirken und somit das Fortschreiten der Krebserkrankung begünstigen.

Ein weiterer essenzieller Signalweg, der durch Östrogen beeinflusst wird, ist der PI3K/AKT-Signalweg. Dieser Signalweg ist für das Überleben der Zelle verantwortlich, indem er verschiedene Mechanismen zur Hemmung der Apoptose, also des programmierten Zelltods, aktiviert. Normalerweise dient die Apoptose als Schutzmechanismus, um fehlerhafte oder geschädigte Zellen gezielt zu eliminieren. In Krebszellen ist dieser Mechanismus jedoch häufig gestört, sodass die Zellen trotz genetischer Schäden überleben und sich weiter vermehren können. Östrogen kann durch die Aktivierung des PI3K/AKT-Signalwegs dazu beitragen, dass Brustkrebszellen resistenter gegenüber apoptotischen Signalen werden und somit schwerer absterben.

Zusätzlich beeinflusst Östrogen den NF-κB-Signalweg, der eine zentrale Rolle in entzündlichen Prozessen und der Immunregulation spielt. Der Transkriptionsfaktor NF-κB ist in vielen Tumoren überaktiviert und reguliert Gene, die an Entzündungsreaktionen, Zellüberleben und Metastasierung beteiligt sind. Durch die Aktivierung dieses Signalwegs können Tumorzellen ihr Mikroumfeld so verändern, dass entzündungsfördernde Prozesse verstärkt werden, die das Tumorwachstum unterstützen und die Fähigkeit der Zellen zur Metastasierung erhöhen.

Da hormonabhängiger Brustkrebs stark von Östrogen abhängig ist, lassen sich diese Tumoren gezielt mit endokrinen Therapien behandeln. Eine der wichtigsten Behandlungsstrategien ist die Blockade der Östrogenrezeptoren durch selektive Östrogenrezeptormodulatoren wie Tamoxifen. Dieses Medikament bindet an die Östrogenrezeptoren der Krebszellen, ohne jedoch die gleiche wachstumsfördernde Wirkung wie körpereigenes Östrogen auszulösen. Dadurch wird die Signalweiterleitung blockiert, was das Wachstum der Tumorzellen hemmt. Tamoxifen wird insbesondere bei prämenopausalen Patientinnen eingesetzt, da es auch in Gegenwart hoher Östrogenspiegel wirksam bleibt.

Eine weitere wirksame Therapieoption ist die Hemmung der körpereigenen Östrogenproduktion durch Aromatasehemmer wie Anastrozol, Letrozol oder Exemestan. Diese Medikamente blockieren das Enzym Aromatase, das für die Umwandlung androgenen Vorläuferhormonen in Östrogen verantwortlich ist. Da bei postmenopausalen Frauen der größte Teil des Östrogens nicht mehr in den Eierstöcken, sondern im Fettgewebe und den Nebennieren gebildet wird, ist die Hemmung der Aromatase eine effektive Methode, um die Östrogenspiegel im Körper zu senken und das Wachstum hormonabhängiger Tumoren zu verlangsamen.

Durch die gezielte Beeinflussung hormoneller Signalwege haben endokrine Therapien die Prognose von Patientinnen mit hormonabhängigem Brustkrebs erheblich verbessert. Die

Kombination aus einer genauen Bestimmung des Hormonrezeptorstatus und individuell abgestimmten Therapieansätzen ermöglicht eine präzise Behandlung, die auf die biologischen Eigenschaften des Tumors zugeschnitten ist.

2.5.2. Progesteron und Brustkrebs

Progesteron ist ein weiteres weibliches Geschlechtshormon, das neben Östrogen eine wesentliche Rolle in der Regulation des Brustdrüsengewebes spielt. Während Östrogen für das Wachstum und die Proliferation der Brustdrüsenzellen in verschiedenen Phasen des Menstruationszyklus verantwortlich ist, fördert Progesteron die Differenzierung dieser Zellen und bereitet das Gewebe auf potenzielle Schwangerschaften vor. Diese physiologische Funktion ist eng mit der zyklischen Hormonregulation im weiblichen Körper verknüpft. Allerdings kann Progesteron in bestimmten Fällen auch das Wachstum von Brustkrebszellen über die Aktivierung von Progesteronrezeptoren fördern.

Die Wirkung von Progesteron wird über spezifische nukleäre Rezeptoren, die Progesteronrezeptoren, vermittelt. Diese Rezeptoren gehören zur Familie der Steroidhormonrezeptoren und befinden sich innerhalb der Zellkerne. Sobald Progesteron an diese Rezeptoren bindet, werden verschiedene Signalwege aktiviert, die sowohl die Zellproliferation als auch die Zellüberlebensfähigkeit beeinflussen. Studien haben gezeigt, dass Progesteronrezeptor-positive Brustkrebszellen häufig auch Östrogenrezeptoren exprimieren, da der Progesteronrezeptor selbst durch Östrogen reguliert wird. Dies bedeutet, dass Tumore, die sowohl Östrogen- als auch Progesteronrezeptoren aufweisen, besonders sensibel auf hormonelle Veränderungen reagieren und sich ihr Wachstum durch hormonmodulierende Therapien gezielt beeinflussen lässt.

Die Aktivierung von Progesteronrezeptoren kann über verschiedene Mechanismen das Tumorwachstum fördern. Einer der zentralen Wege ist die Regulation von Zellzyklus-Genen, die für die Zellteilung entscheidend sind. Progesteron kann das Zellwachstum direkt fördern, indem es Gene aktiviert, die die Zellteilung beschleunigen. Gleichzeitig beeinflusst Progesteron auch die Interaktion zwischen Tumorzellen und ihrem Mikroumfeld, indem es Signalwege reguliert, die entzündliche Prozesse und Wachstumsfaktoren beeinflussen. Insbesondere in Kombination mit Östrogen kann Progesteron das Wachstum von Brustkrebszellen erheblich verstärken, da beide Hormone synergistisch auf die Regulation von Zellproliferation und Zellüberleben wirken.

Aufgrund dieser Erkenntnisse wird bei hormonabhängigen Brustkrebsformen häufig eine kombinierte Hormontherapie eingesetzt, um sowohl die Östrogen- als auch die Progesteronwirkung zu blockieren. Eine der wichtigsten Strategien dabei ist die Verwendung von selektiven Östrogenrezeptor-Modulatoren wie Tamoxifen, die die Östrogenwirkung auf den Tumor hemmen, sowie die zusätzliche Hemmung der Progesteronwirkung. In einigen Fällen kommen auch reine Progesteronrezeptor-Antagonisten zum Einsatz, die gezielt die Bindung von Progesteron an seinen Rezeptor verhindern. Ein Beispiel für eine solche Substanz ist Mifepriston, das in experimentellen Studien gezeigt hat, dass es das Wachstum von Progesteronrezeptor-positiven Brustkrebszellen hemmen kann.

Eine weitere zentrale Behandlungsstrategie ist die Anwendung von Aromatasehemmern, die die Produktion von Östrogen reduzieren. Da Progesteronrezeptoren häufig in direkter Abhängigkeit von Östrogen exprimiert werden, führt eine Senkung des Östrogenspiegels gleichzeitig zu einer Reduktion der Progesteronwirkung. Dieser Ansatz ist insbesondere bei postmenopausalen Frauen von Bedeutung, da hier die Östrogensynthese hauptsächlich im peripheren Gewebe stattfindet und durch Aromatasehemmer effektiv blockiert werden kann.

Neben den klassischen endokrinen Therapieformen gibt es zunehmende Forschungsansätze, die darauf abzielen, die Rolle von Progesteron in der Brustkrebsprogression noch gezielter zu beeinflussen. Moderne Therapien untersuchen beispielsweise die Kombination von Hormonblockern mit gezielten Inhibitoren von Signalwegen, die durch Progesteron aktiviert werden. Ein vielversprechender Ansatz ist die Blockade des PI3K/AKT/mTOR-Signalwegs, der durch Östrogen und Progesteron reguliert wird und eine Schlüsselrolle bei der Zellüberlebensfähigkeit von Brustkrebszellen spielt. Erste klinische Studien deuten darauf hin, dass die Kombination von endokriner Therapie mit mTOR-Inhibitoren das Fortschreiten hormonabhängiger Tumoren weiter eindämmen kann.

Insgesamt zeigt sich, dass Progesteron eine bedeutende Rolle in der Regulation des Brustdrüsengewebes und der Entstehung hormonabhängiger Brustkrebsformen spielt. Während die Blockade von Östrogenrezeptoren eine etablierte Standardtherapie ist, wird zunehmend erforscht, wie sich auch die Progesteronwirkung gezielt hemmen lässt, um das Fortschreiten der Erkrankung zu verlangsamen.

2.5.3. Hormontherapie und Resistenzmechanismen

Obwohl Hormontherapien eine der wirksamsten Behandlungsmethoden für hormonabhängigen Brustkrebs darstellen, entwickeln viele Patientinnen im Laufe der Zeit eine Resistenz gegenüber diesen Therapien. Dies stellt eine große Herausforderung in der onkologischen Behandlung dar, da die Resistenz dazu führt, dass der Tumor nicht mehr auf die Blockade hormoneller Signalwege reagiert und weiter wächst, trotz fortgesetzter Therapie. Die Mechanismen, die zu einer solchen Resistenz führen, sind vielschichtig und werden in der aktuellen Forschung intensiv untersucht, um neue therapeutische Strategien zur Überwindung dieser Problematik zu entwickeln.

Eine der Hauptursachen für die Entwicklung einer Hormontherapieresistenz sind Mutationen im Östrogenrezeptor. In vielen Fällen wird eine solche Resistenz durch genetische Veränderungen im ESR1-Gen, das für den Östrogenrezeptor kodiert, hervorgerufen. Diese Mutationen führen dazu, dass der Rezeptor auch in Abwesenheit von Östrogen aktiv bleibt und kontinuierlich wachstumsfördernde Signale an die Zelle weiterleitet. Dies bedeutet, dass selbst wenn die körpereigene Östrogenproduktion durch Aromatasehemmer unterdrückt wird oder Östrogenrezeptoren durch Tamoxifen blockiert werden, der Tumor dennoch weiter wächst. Besonders häufig treten diese Mutationen bei Patientinnen auf, die langfristig mit Aromatasehemmern behandelt wurden, was darauf hindeutet, dass die Krebszellen Mechanismen entwickeln, um die Abhängigkeit von externem Östrogen zu umgehen.

Ein weiterer Mechanismus der Resistenzentwicklung ist die Aktivierung alternativer Signalwege, die das Zellwachstum unabhängig von Östrogen fördern. Viele Krebszellen können sich an eine reduzierte Hormonstimulation anpassen, indem sie andere wachstumsfördernde Signalkaskaden nutzen. Besonders häufig sind Veränderungen im PI3K/AKT/mTOR-Signalweg, der eine zentrale Rolle in der Regulation von Zellüberleben und Zellproliferation spielt. Aktivierende Mutationen in PIK3CA, dem Gen für die katalytische Untereinheit von PI3K, führen dazu, dass dieser Signalweg unabhängig von Östrogen aktiviert wird und das Tumorwachstum weiter vorantreibt. Dies ist einer der Gründe, warum Inhibitoren des mTOR-Signalwegs, wie Everolimus, in Kombination mit Hormontherapien getestet werden, um Resistenzen zu überwinden.

Auch der FGFR-Signalweg, der durch Fibroblasten-Wachstumsfaktoren (FGFs) aktiviert wird, kann eine Rolle bei der Resistenzentwicklung spielen. Eine verstärkte Aktivierung dieses Signalwegs kann dazu führen, dass Brustkrebszellen unabhängig von Östrogenrezeptorsignalen wachsen. Inhibitoren, die den FGFR-

Signalweg blockieren, werden derzeit in klinischen Studien untersucht, um ihre Wirksamkeit in Kombination mit Hormontherapien zu testen.

Neben genetischen Veränderungen können auch epigenetische Mechanismen zur Resistenz beitragen. Eine veränderte DNA-Methylierung oder Histonmodifikation kann dazu führen, dass Tumorzellen alternative Überlebensstrategien aktivieren, wodurch sie weniger abhängig von hormonellen Signalen werden. Epigenetische Modulatoren wie Histon-Deacetylase-Inhibitoren werden daher als potenzielle Kombinationstherapien erforscht, um resistenten Tumoren ihre Anpassungsfähigkeit zu nehmen.

Um diese komplexen Resistenzmechanismen zu überwinden, konzentriert sich die aktuelle Forschung zunehmend auf Kombinationstherapien, die verschiedene Signalwege gleichzeitig angreifen. Eine vielversprechende Strategie ist die Kombination von Hormontherapien mit CDK4/6-Inhibitoren wie Palbociclib, Ribociclib oder Abemaciclib. Diese Medikamente hemmen die Cyclin-abhängigen Kinasen 4 und 6, die für die Zellzyklusprogression essenziell sind. Da viele hormonabhängige Brustkrebszellen ihre Zellteilung über CDK4/6 regulieren, kann die Kombination mit einer Hormontherapie das Tumorwachstum erheblich verlangsamen und Resistenzentwicklungen entgegenwirken.

Ein weiterer Ansatz ist die Kombination von Hormontherapie mit Immuntherapie, insbesondere mit Immuncheckpoint-Inhibitoren. Die Rolle des Immunsystems in der Resistenzentwicklung ist noch nicht vollständig verstanden, jedoch gibt es Hinweise darauf, dass hormonabhängige Tumoren durch eine Modulation des Tumormikromilieus immunologisch „unsichtbar" werden können. Immuntherapien, die PD-1- oder PD-L1-Inhibitoren beinhalten, könnten das Immunsystem reaktivieren und damit eine zusätzliche Angriffsebene gegen hormonabhängigen Brustkrebs schaffen.

Die gezielte Hemmung der Östrogenrezeptor-Signalübertragung durch neuartige SERDs (selektive Östrogenrezeptor-Degradatoren) wie Elacestrant stellt eine weitere Strategie dar. Im Gegensatz zu Tamoxifen, das den Rezeptor blockiert, können SERDs den Rezeptor gezielt abbauen und damit dessen Funktion vollständig eliminieren. Diese Medikamente haben in klinischen Studien vielversprechende Ergebnisse gezeigt und könnten eine Alternative für Patientinnen sein, die auf herkömmliche Hormontherapien nicht mehr ansprechen.

Die Resistenzentwicklung gegenüber Hormontherapien ist ein komplexes und dynamisches Problem, das eine multidisziplinäre Herangehensweise erfordert. Durch die Kombination von Hormonblockern mit gezielten molekularen Inhibitoren, Immuntherapien oder epigenetischen Modulatoren wird versucht, die Überlebensmechanismen der Tumorzellen zu durchbrechen und die Wirksamkeit der Behandlung langfristig zu erhalten.

2.6. Brustkrebs bei Männern

Brustkrebs bei Männern ist eine seltene, aber ernstzunehmende Erkrankung, die oft erst in fortgeschrittenen Stadien diagnostiziert wird. Während Brustkrebs bei Frauen weit verbreitet ist und intensiv erforscht wird, wird die Erkrankung bei Männern häufig übersehen oder spät erkannt, da das Bewusstsein für das Risiko geringer ist. Männer besitzen ebenfalls Brustdrüsengewebe, das unter bestimmten Bedingungen entarten und zu bösartigen Tumoren führen kann. Obwohl Brustkrebs bei Männern nur etwa ein Prozent aller Brustkrebsfälle ausmacht, ist eine frühzeitige Diagnose entscheidend für die Prognose.

Die Risikofaktoren für männlichen Brustkrebs sind vielfältig und ähneln in vielerlei Hinsicht denen bei Frauen. Genetische Prädispositionen spielen eine wesentliche Rolle, insbesondere Mutationen in den BRCA1- und BRCA2-Genen, die auch bei Frauen das Brustkrebsrisiko signifikant erhöhen. Männer mit einer BRCA2-Mutation haben ein besonders hohes Risiko, an Brustkrebs zu erkranken. Hormonelle Faktoren, wie ein erhöhter Östrogenspiegel, können ebenfalls zur Entstehung der Krankheit beitragen. Dies kann durch hormonelle Störungen, chronische Lebererkrankungen, Fettleibigkeit oder das Klinefelter-Syndrom begünstigt werden. Langjährige Strahlenexposition im Brustbereich sowie eine familiäre Häufung von Brust- oder Eierstockkrebs sind weitere Risikofaktoren.

Die Symptome von Brustkrebs bei Männern ähneln denen bei Frauen, doch oft wird die Erkrankung erst spät erkannt, da Männer seltener regelmäßige Selbstuntersuchungen durchführen oder Brustveränderungen ernst nehmen. Ein tastbarer, schmerzloser Knoten in der Brust ist das häufigste Symptom. Weitere Anzeichen können eine Einziehung der Brustwarze, Sekretabsonderungen oder Hautveränderungen im Brustbereich sein. In einigen Fällen treten auch Schmerzen oder eine Verhärtung auf. Da die männliche Brust weniger Drüsengewebe als die weibliche besitzt, neigen Tumoren dazu, sich schneller in das umliegende Gewebe auszubreiten, was eine frühzeitige Erkennung umso wichtiger macht.

Die Diagnostik erfolgt durch eine Kombination aus klinischer Untersuchung, Mammographie, Ultraschall und gegebenenfalls einer Biopsie zur feingeweblichen Analyse des Tumorgewebes. Da Brustkrebs bei Männern seltener vorkommt, wird die Erkrankung oft nicht sofort in Betracht gezogen, was zu Verzögerungen in der Diagnosestellung führen kann. In einigen Fällen wird die Erkrankung erst erkannt, wenn bereits Metastasen vorhanden sind.

Die Therapie von männlichem Brustkrebs richtet sich nach dem Tumortyp, dem Stadium der Erkrankung und den biologischen Eigenschaften des Tumors. Da die meisten Brustkrebstumoren bei Männern hormonabhängig wachsen, spielt die antihormonelle Therapie eine zentrale Rolle. Tamoxifen, ein selektiver

Östrogenrezeptor-Modulator, wird häufig eingesetzt, um das Tumorwachstum zu hemmen. In fortgeschrittenen Stadien oder bei bestimmten Tumorprofilen können Aromatasehemmer oder andere endokrine Therapien zum Einsatz kommen. Chirurgische Eingriffe, meist in Form einer Mastektomie, sind die Standardbehandlung zur Entfernung des Tumors. Je nach Tumorstadium und biologischen Eigenschaften kann zusätzlich eine Strahlen- oder Chemotherapie erforderlich sein. Bei HER2-positiven Tumoren kann eine Antikörpertherapie mit Trastuzumab (Herceptin) oder anderen zielgerichteten Substanzen erfolgen.

Die Prognose von Brustkrebs bei Männern hängt maßgeblich vom Zeitpunkt der Diagnose ab. Da die Erkrankung häufig erst in einem fortgeschrittenen Stadium erkannt wird, ist die Prognose tendenziell schlechter als bei Frauen. Die Fünf-Jahres-Überlebensrate liegt bei früh erkannter Erkrankung jedoch ähnlich hoch wie bei Frauen mit Brustkrebs. Eine verbesserte Aufklärung über das Risiko, insbesondere für Männer mit familiärer Vorbelastung oder genetischer Prädisposition, könnte dazu beitragen, dass die Erkrankung früher erkannt und damit erfolgreicher behandelt wird.

Neben der medizinischen Behandlung spielt die psychosoziale Unterstützung eine wichtige Rolle, da Männer mit Brustkrebs oft mit besonderen Herausforderungen konfrontiert sind. Die Erkrankung wird gesellschaftlich stark mit Frauen assoziiert, was zu einem Gefühl der Isolation oder Stigmatisierung führen kann. Der Austausch mit anderen Betroffenen, sei es in Selbsthilfegruppen oder durch psycho-onkologische Betreuung, kann helfen, die Krankheit besser zu bewältigen.

***

Dieses Kapitel hat gezeigt, dass Brustkrebs eine hochkomplexe Erkrankung ist, die nicht nur durch genetische Veränderungen, sondern auch durch epigenetische und hormonelle Einflüsse geprägt wird. Ein tiefgehendes Verständnis dieser Mechanismen ist essenziell, um gezielte Therapien zu entwickeln und die Prognose für betroffene Patientinnen zu verbessern.

3. Diagnostik und Verlaufsuntersuchungen

Die Diagnostik von Brustkrebs hat sich in den vergangenen Jahrzehnten erheblich weiterentwickelt. Während früher die Diagnose oft erst in fortgeschrittenen Stadien gestellt wurde, ermöglichen moderne bildgebende Verfahren, Gewebeanalysen und molekulare Tests eine frühzeitige Entdeckung und präzise Charakterisierung des Tumors. Eine exakte Diagnostik ist entscheidend für die Wahl der bestmöglichen Therapie, da Brustkrebs nicht eine einheitliche Erkrankung ist, sondern aus verschiedenen Subtypen mit unterschiedlichem Verhalten und Ansprechen auf Behandlungen besteht.

Dieses Kapitel erläutert die verschiedenen Methoden der Brustkrebsdiagnostik, deren Bedeutung und die Fortschritte, die in diesem Bereich erzielt wurden.

3.1 Früherkennung und Diagnoseverfahren

Die Früherkennung spielt eine zentrale Rolle in der Brustkrebsbekämpfung, da sie die Erkrankung in einem Stadium erkennen kann, in dem die Behandlung besonders wirksam ist. Die Diagnosestellung erfolgt über eine Kombination aus klinischer Untersuchung, bildgebenden Verfahren und Gewebeanalysen.

3.1.1 Klinische Untersuchung der Brust

Die manuelle Untersuchung der Brust ist eine der ältesten und einfachsten Methoden zur Erkennung von Brustveränderungen und wird seit Jahrhunderten als primäre Selbstuntersuchungstechnik empfohlen. Auch wenn sie nicht ausreicht, um Brustkrebs sicher zu diagnostizieren, kann sie dennoch wertvolle Hinweise auf mögliche krankhafte Veränderungen liefern.

Insbesondere bei Frauen, die mit ihrer eigenen Bruststruktur vertraut sind, kann die regelmäßige Selbstuntersuchung helfen, ungewöhnliche Veränderungen frühzeitig zu bemerken. In vielen Fällen ist die manuelle Untersuchung jedoch nicht sensitiv genug, um kleinere oder tieferliegende Tumoren zu erfassen, sodass sie durch moderne bildgebende Verfahren ergänzt werden muss.

Die Selbstuntersuchung sollte idealerweise monatlich durchgeführt werden, vorzugsweise einige Tage nach der Menstruation, wenn das Brustgewebe weniger hormonell beeinflusst und dadurch weicher ist. Frauen nach der Menopause können sich einen festen Tag im Monat für die Untersuchung setzen. Ziel ist es, die normale Beschaffenheit des Brustgewebes kennenzulernen, um neue, ungewöhnliche Veränderungen schneller zu bemerken. Die Untersuchung erfolgt in zwei Schritten: visuell vor einem Spiegel und manuell durch Abtasten der Brust im Stehen sowie in liegender Position. Dabei sollte die gesamte Brustregion einschließlich der Achselhöhlen systematisch überprüft werden.

Besondere Aufmerksamkeit sollten Frauen auf folgende Anzeichen richten:

- Neu auftretende Knoten oder Verhärtungen, die sich vom umliegenden Gewebe abgrenzen: Nicht jeder Knoten bedeutet Krebs, da auch harmlose Veränderungen wie Zysten oder gutartige Fibroadenome ertastet werden können. Entscheidend ist jedoch, ob die Veränderung neu auftritt, eine feste Konsistenz hat, schlecht verschiebbar ist oder in kurzer Zeit an Größe zunimmt. Solche Knoten sollten ärztlich abgeklärt werden.

- Schwellungen oder Veränderungen in der Brustform: Eine plötzliche Asymmetrie oder eine ungewöhnliche Schwellung, die nicht mit dem Menstruationszyklus in

Verbindung steht, kann auf eine krankhafte Veränderung hindeuten.

- Einziehungen der Haut oder der Brustwarze: Ein ungleichmäßiges Zusammenziehen der Haut oder eine eingezogene Brustwarze, die vorher normal geformt war, kann auf eine zugrunde liegende Tumorbildung hindeuten. Diese Veränderungen entstehen häufig durch einwachsendes Tumorgewebe, das die elastischen Gewebestrukturen verzieht.

- Rötungen oder entzündliche Veränderungen der Haut: Eine plötzliche Rötung, Überwärmung oder Orangenhaut-artige Veränderung der Brust kann auf eine entzündliche Brustkrebsform hinweisen, insbesondere wenn keine andere erkennbare Ursache wie eine Infektion vorliegt.

- Sekretabsonderungen aus der Brustwarze, insbesondere wenn sie blutig sind: Eine spontane Flüssigkeitsabsonderung aus einer Brustwarze, die nicht mit Druck oder Stimulation zusammenhängt, kann auf eine krankhafte Veränderung in den Milchgängen hinweisen. Besonders verdächtig sind blutige oder klare Sekrete, die aus nur einer Brustwarze kommen.

Die manuelle Untersuchung allein reicht nicht aus, um alle Tumoren sicher zu erkennen, da nicht jeder Brustkrebs tastbar ist. Insbesondere kleine Tumoren, die sich noch tief im Gewebe befinden, oder Karzinome, die keine festen Knoten bilden, können durch Abtasten übersehen werden. Daher sollte die klinische Untersuchung der Brust regelmäßig durch bildgebende Verfahren ergänzt werden. Zu den wichtigsten Methoden gehören die Mammographie, die in der Früherkennung eine zentrale Rolle spielt, sowie der hochauflösende Brustultraschall, der insbesondere bei dichtem Brustgewebe eine wertvolle Ergänzung darstellt. Bei auffälligen Befunden oder einem erhöhten

Brustkrebsrisiko kann zusätzlich eine Magnetresonanztomographie (MRT) eingesetzt werden, um Veränderungen noch detaillierter darzustellen.

Moderne Früherkennungsprogramme setzen zunehmend auf eine Kombination aus verschiedenen diagnostischen Verfahren, um Brustkrebs in einem möglichst frühen Stadium zu entdecken. Während die Selbstuntersuchung eine einfache und jederzeit durchführbare Methode bleibt, um Veränderungen zu erkennen, stellt sie keinen Ersatz für eine ärztliche Untersuchung oder bildgebende Diagnostik dar. Entscheidend für eine erfolgreiche Brustkrebsfrüherkennung ist die regelmäßige Teilnahme an Screening-Programmen, die je nach Alter und individuellem Risikoprofil angepasst werden.

3.1.2. Mammographie-Screening

Die Mammographie ist das wichtigste und am häufigsten eingesetzte Verfahren zur Früherkennung von Brustkrebs. Sie basiert auf der Anwendung von Röntgenstrahlen, um detaillierte Bilder des Brustgewebes zu erzeugen und selbst kleinste Gewebeveränderungen frühzeitig sichtbar zu machen. Dieses bildgebende Verfahren spielt eine entscheidende Rolle in der Krebsprävention, da es in vielen Fällen Tumore in einem sehr frühen Stadium detektieren kann – oft lange bevor eine Veränderung durch Abtasten der Brust bemerkbar ist. Die frühzeitige Entdeckung von Brustkrebs verbessert die Heilungschancen erheblich, da Behandlungen in frühen Stadien meist effektiver sind und weniger invasive Therapien erfordern.

Die Mammographie bietet mehrere entscheidende Vorteile, die sie zu einem zentralen Bestandteil der Brustkrebsfrüherkennung machen. Einer der wichtigsten Vorteile ist die Fähigkeit, Mikroverkalkungen zu erkennen, die häufig als erstes Anzeichen für eine Frühform von Brustkrebs, insbesondere für das duktale

Carcinoma in situ, gelten. Diese feinen Kalkablagerungen im Brustgewebe sind mit bloßem Auge nicht sichtbar und auch durch eine manuelle Untersuchung nicht tastbar. Durch die hochauflösende Bildgebung der Mammographie lassen sich solche Veränderungen jedoch mit hoher Präzision erfassen und hinsichtlich ihres Risikopotenzials beurteilen.

Ein weiterer bedeutender Vorteil der Mammographie ist ihre hohe Sensitivität, insbesondere bei Frauen über fünfzig Jahren. In dieser Altersgruppe hat das Brustgewebe in der Regel eine geringere Dichte, wodurch die Röntgenbilder eine bessere Aussagekraft haben. Dies erleichtert die Unterscheidung zwischen gesundem Gewebe und potenziellen Tumorstrukturen. Studien haben gezeigt, dass die regelmäßige Durchführung von Mammographien in dieser Altersgruppe das Sterberisiko durch Brustkrebs deutlich senken kann, da Tumoren frühzeitig erkannt und behandelt werden können, bevor sie sich weiter ausbreiten.

Zusätzlich ermöglicht die Mammographie eine präzise Bestimmung des Tumorstadiums. Neben der Identifikation des Tumors selbst kann durch die Mammographie abgeschätzt werden, ob sich der Tumor in einem begrenzten Bereich befindet oder ob es Anzeichen für eine Ausbreitung in andere Gewebestrukturen gibt. Diese Informationen sind entscheidend für die Wahl der bestmöglichen Therapie und helfen, unnötig aggressive Behandlungen zu vermeiden.

Trotz ihrer zahlreichen Vorteile hat die Mammographie auch einige Limitationen. Eine der größten Einschränkungen betrifft die Beurteilbarkeit des Brustgewebes bei Frauen mit hoher Brustdichte. Dichtes Brustgewebe enthält einen höheren Anteil an Drüsen- und Bindegewebe, das auf Röntgenbildern hell erscheint – ähnlich wie Tumorgewebe. Dies kann die Sichtbarkeit kleiner Tumoren einschränken und die diagnostische Aussagekraft der Untersuchung verringern. Bei Frauen mit dichtem Brustgewebe kann es daher notwendig sein, ergänzende bildgebende Verfahren einzusetzen, um eine genauere Diagnostik zu ermöglichen.

In solchen Fällen wird häufig der Brustultraschall als zusätzliche Untersuchung eingesetzt. Der hochauflösende Ultraschall kann helfen, tumorverdächtige Veränderungen im dichten Gewebe besser zu unterscheiden und stellt eine wertvolle Ergänzung zur Mammographie dar. Ein weiteres Verfahren, das bei bestimmten Risikopatientinnen angewendet wird, ist die Magnetresonanztomographie (MRT) der Brust. Die MRT bietet eine noch höhere Sensitivität als die Mammographie und kann insbesondere bei genetisch bedingtem Brustkrebsrisiko oder bei Frauen mit dichtem Brustgewebe eine genauere Diagnose ermöglichen.

Ein weiterer Aspekt, der in der Diskussion um die Mammographie berücksichtigt wird, ist das Risiko falsch-positiver Befunde. In manchen Fällen können harmlose Gewebeveränderungen oder gutartige Verkalkungen als verdächtig eingestuft werden, was zu weiteren diagnostischen Maßnahmen wie Biopsien führt. Auch die geringe, aber vorhandene Strahlenbelastung ist ein Faktor, der insbesondere bei sehr häufiger Anwendung beachtet werden muss. Dennoch überwiegen die Vorteile der Mammographie deutlich gegenüber den potenziellen Risiken, weshalb sie als Standardmethode der Brustkrebsfrüherkennung weiterhin eine zentrale Rolle spielt.

Die zukünftige Weiterentwicklung der Mammographie-Technologie konzentriert sich zunehmend auf die Verbesserung der Bildqualität und die Reduzierung diagnostischer Unsicherheiten. Digitale Mammographieverfahren mit computergestützter Bildanalyse sowie die sogenannte 3D-Tomosynthese, die schichtweise Aufnahmen der Brust ermöglicht, stellen vielversprechende Fortschritte dar. Auch der Einsatz von Künstlicher Intelligenz zur automatisierten Bildauswertung wird intensiv erforscht und könnte in Zukunft die Diagnosesicherheit weiter erhöhen.

Insgesamt bleibt die Mammographie das wichtigste Verfahren zur Früherkennung von Brustkrebs und hat die Mortalitätsrate bei Brustkrebspatientinnen in den letzten Jahrzehnten erheblich gesenkt. Ihre Kombination mit ergänzenden bildgebenden Verfahren und innovativen Technologien wird künftig dazu beitragen, die diagnostische Genauigkeit weiter zu verbessern und die Behandlungsmöglichkeiten für Patientinnen noch gezielter an individuelle Risikoprofile anzupassen.

3.1.3. Der Einfluss von Brustimplantaten auf die Diagnostik

Brustimplantate können die Diagnostik von Brustkrebs erschweren, da sie die Sichtbarkeit des Brustgewebes bei bildgebenden Verfahren beeinflussen können. Die Erkennung von Tumoren kann dadurch herausfordernder werden, insbesondere wenn das Implantat das Drüsengewebe überlagert oder eine ausreichende Durchleuchtung der Brust verhindert. Dies ist insbesondere bei Silikonimplantaten der Fall, da diese für Röntgenstrahlen kaum durchlässig sind.

Bei der Mammographie, die als Standardmethode zur Brustkrebsfrüherkennung gilt, kann die Präsenz von Implantaten zu einer eingeschränkten Beurteilbarkeit führen. Speziell angepasste Techniken, wie die sogenannte Eklund-Technik, können helfen, indem das Brustgewebe nach vorne verlagert und separat geröntgt wird. Dennoch kann es in manchen Fällen zu einer verminderten Sensitivität der Untersuchung kommen, insbesondere wenn das Implantat die hinteren Brustanteile verdeckt.

Zusätzlich zur Mammographie können weitere bildgebende Verfahren wie Ultraschall oder Magnetresonanztomographie (MRT) eingesetzt werden, um eine detailliertere Darstellung des Brustgewebes zu ermöglichen. Die MRT gilt als besonders sensitiv und kann Tumore auch in schwer einsehbaren Bereichen erkennen, weshalb sie bei Patientinnen mit Brustimplantaten eine wertvolle Ergänzung sein kann.

Ein weiteres potenzielles Problem besteht darin, dass Brustimplantate selbst zu Veränderungen in der Brust führen können, die in der Bildgebung auffallen und von malignen Veränderungen unterschieden werden müssen. Verkapselungen, Implantatrupturen oder Flüssigkeitsansammlungen können das diagnostische Bild verändern und in manchen Fällen zu Unsicherheiten in der Beurteilung führen.

3.2 Bedeutung der Bildgebung (Mammographie, MRT, PET-CT)

Die Bildgebung ist ein entscheidender Bestandteil der Brustkrebsdiagnostik und dient nicht nur der Erkennung, sondern auch der genauen Beurteilung der Tumorcharakteristika. Verschiedene bildgebende Verfahren liefern dabei unterschiedliche Informationen, weshalb sie oft in Kombination eingesetzt werden.

3.2.1. Mammographie

Die Mammographie ist das Standardverfahren in der Brustkrebsfrüherkennung und wird weltweit als bewährte Methode eingesetzt, um Brusttumoren bereits in sehr frühen Stadien zu entdecken. In vielen Ländern ist sie fester Bestandteil nationaler Screening-Programme, da Studien gezeigt haben, dass sie die Mortalität durch Brustkrebs erheblich senken kann. Moderne digitale Mammographietechniken haben die Bildqualität weiter verbessert und ermöglichen eine genauere Diagnostik bei gleichzeitig geringerer Strahlenbelastung. Durch kontinuierliche technologische Entwicklungen wie die digitale Vollfeldmammographie und die 3D-Tomosynthese wird die Sensitivität des

Verfahrens weiter optimiert, insbesondere bei schwierigen diagnostischen Bedingungen.

Einer der größten Vorteile der Mammographie ist die Fähigkeit, kleinste Tumoren oder Mikroverkalkungen nachzuweisen. Mikroverkalkungen können ein frühes Anzeichen für Brustkrebs sein, insbesondere für das duktale Carcinoma in situ, eine Frühform der Erkrankung, die ohne sichtbare oder tastbare Symptome auftreten kann. Da Brustkrebs in frühen Stadien oft keine Beschwerden verursacht, ermöglicht die Mammographie eine Detektion, lange bevor eine Frau selbst eine Veränderung in ihrer Brust bemerkt. Dies verbessert die Heilungschancen erheblich, da die Behandlung in frühen Stadien meist erfolgreicher und weniger invasiv ist.

Ein weiterer Vorteil der Mammographie ist die Möglichkeit der beidseitigen Brustuntersuchung. Da Brustkrebs sowohl einseitig als auch beidseitig auftreten kann, erlaubt die Mammographie eine gleichzeitige Untersuchung beider Brüste, um symmetrische oder asymmetrische Gewebeveränderungen zu erkennen. Dies ist besonders relevant, da bei manchen Frauen beidseitige Tumoren auftreten können oder Veränderungen in einer Brust Hinweise auf ein erhöhtes Risiko in der anderen Brust liefern können. Die Möglichkeit, beide Brüste parallel zu analysieren, verbessert die diagnostische Sicherheit und erleichtert eine präzisere Einschätzung der Befunde.

Die Vergleichbarkeit mit früheren Aufnahmen stellt einen weiteren entscheidenden Vorteil der Mammographie dar. Da Brustgewebe individuell sehr unterschiedlich sein kann und sich mit dem Alter oder hormonellen Veränderungen verändert, ist es besonders wertvoll, frühere Mammographieaufnahmen als Referenz heranzuziehen. Durch diesen Vergleich können Radiologen minimale Veränderungen frühzeitig erkennen und besser zwischen harmlosen und potenziell bösartigen Befunden unterscheiden. Dies trägt dazu bei, unnötige Biopsien oder weitere invasive Diagnoseschritte zu vermeiden.

Trotz ihrer hohen diagnostischen Leistungsfähigkeit hat die Mammographie auch einige Limitationen. Eine der größten Herausforderungen ist die eingeschränkte Sensitivität bei Frauen mit dichtem Brustgewebe. Dichtes Brustgewebe enthält mehr Drüsen- und Bindegewebe, das auf Röntgenbildern hell erscheint – ähnlich wie Tumorgewebe. Dies kann dazu führen, dass kleine Tumoren schwerer zu erkennen sind oder sich in der dichten Gewebestruktur verstecken. In solchen Fällen kann die diagnostische Aussagekraft der Mammographie reduziert sein, weshalb ergänzende Untersuchungsmethoden wie der Brustultraschall oder die Magnetresonanztomographie (MRT) erforderlich sein können.

Ein weiterer Nachteil der Mammographie ist die Strahlenexposition. Obwohl die Strahlendosis einer Mammographie sehr niedrig ist und weit unter den kritischen Schwellenwerten liegt, stellt jede Form der Röntgenstrahlung eine potenzielle Belastung dar. Bei Frauen, die regelmäßig am Screening teilnehmen, ist das Risiko durch die Strahlenexposition jedoch als gering einzustufen, insbesondere im Vergleich zum Nutzen einer frühzeitigen Tumorerkennung. Moderne digitale Mammographie-Systeme arbeiten zudem mit reduzierter Strahlendosis, um die Belastung so gering wie möglich zu halten.

Zusätzlich besteht bei der Mammographie das Risiko falsch-positiver oder falsch-negativer Befunde. Falsch-positive Befunde treten auf, wenn eine harmlose Gewebeveränderung als verdächtig eingestuft wird und weitere diagnostische Maßnahmen erforderlich sind, die sich später als unnötig herausstellen. Solche Fehlalarme können für Patientinnen emotional belastend sein und zu unnötigen Biopsien oder weiteren Untersuchungen führen. Auf der anderen Seite besteht die Gefahr falsch-negativer Befunde, bei denen ein Tumor übersehen wird. Dies kann insbesondere bei dichten Brustgeweben oder bestimmten Tumorarten der Fall sein, die sich auf Mammographiebildern schwer abgrenzen lassen.

3.2.2. Magnetresonanztomographie (MRT) der Brust

Die Brust-Magnetresonanztomographie (MRT) ist ein hochsensitives bildgebendes Verfahren, das häufig ergänzend zur Mammographie eingesetzt wird, insbesondere bei Frauen mit erhöhtem Brustkrebsrisiko oder dichtem Brustgewebe. Sie bietet eine sehr detaillierte Darstellung des Brustgewebes und kann Tumoren erkennen, die mit anderen Methoden schwer nachzuweisen sind. Aufgrund ihrer hohen Sensitivität wird die Brust-MRT vor allem bei Frauen mit genetischer Veranlagung für Brustkrebs, etwa durch Mutationen in den BRCA1- oder BRCA2-Genen, sowie zur Abklärung unklarer Mammographie- oder Ultraschallbefunde eingesetzt.

Ein wesentlicher Vorteil der Brust-MRT ist ihre überlegene Sensitivität im Vergleich zur Mammographie. Da sie ohne Röntgenstrahlen arbeitet, basiert sie nicht auf Dichteunterschieden im Gewebe, sondern auf der detaillierten Analyse der Gewebeeigenschaften und der Durchblutung. Dies macht sie besonders geeignet für die Erkennung kleiner oder inhomogener Tumore, die im dichten Brustgewebe auf Mammographie-Aufnahmen schwer zu identifizieren sind. Insbesondere bei jungen Frauen, deren Brustgewebe häufig dichter ist, kann die MRT eine wertvolle Ergänzung zur Früherkennung sein.

Ein weiterer wichtiger Vorteil der Brust-MRT ist das Fehlen einer Strahlenbelastung. Während die Mammographie mit Röntgenstrahlen arbeitet, basiert die MRT auf starken Magnetfeldern und Radiowellen, die keine ionisierende Strahlung erzeugen. Dies ist besonders vorteilhaft für Frauen, die regelmäßig untersucht werden müssen, etwa aufgrund eines genetisch bedingt hohen Brustkrebsrisikos. Bei dieser Patientengruppe wird oft empfohlen, bereits in jungen Jahren mit der Früherkennung zu beginnen, weshalb eine strahlenfreie Methode wie die MRT eine sichere Alternative darstellt.

Zusätzlich bietet die Brust-MRT eine äußerst präzise Erfassung der Tumorgröße und -ausdehnung. Dies ist insbesondere für die Planung von Operationen oder anderen Therapien von großer Bedeutung. In vielen Fällen ermöglicht die MRT eine genauere Einschätzung darüber, ob der Tumor auf eine bestimmte Region begrenzt ist oder bereits in umliegendes Gewebe eingewachsen ist. Auch multifokale oder bilaterale Tumoren, also Krebsbefunde in mehreren Bereichen einer Brust oder in beiden Brüsten, können mit der MRT besser erfasst werden als mit anderen bildgebenden Verfahren. Diese Detailgenauigkeit trägt dazu bei, die optimale chirurgische Strategie festzulegen und unnötige Gewebeentfernungen zu vermeiden.

Trotz ihrer diagnostischen Vorteile hat die Brust-MRT jedoch auch einige Limitationen. Einer der größten Nachteile sind die hohen Kosten und die begrenzte Verfügbarkeit. Im Vergleich zur Mammographie ist die MRT wesentlich teurer und erfordert spezielle Geräte sowie geschultes medizinisches Personal zur Befundung der komplexen Bilddaten. Aufgrund dieser Faktoren wird sie in der Regel nicht als Standardmethode zur Brustkrebsfrüherkennung eingesetzt, sondern bleibt speziellen Indikationen vorbehalten, etwa zur Abklärung unklarer Befunde oder zur Überwachung von Hochrisikopatientinnen.

Ein weiteres Problem der Brust-MRT ist die erhöhte Rate an falsch-positiven Befunden. Aufgrund der extrem hohen Sensitivität können auch gutartige Gewebeveränderungen als verdächtig eingestuft werden, was zu unnötigen Biopsien oder weiteren Untersuchungen führen kann. Dies kann für Patientinnen emotional belastend sein und unnötige Eingriffe nach sich ziehen. Um die diagnostische Genauigkeit zu verbessern, werden in der modernen MRT-Bildgebung zunehmend Kontrastmittel eingesetzt, die dabei helfen, bösartige von gutartigen Veränderungen zu unterscheiden.

Zusätzlich kann die Brust-MRT für manche Patientinnen aufgrund der engen Röhre und der Untersuchungsdauer von bis zu

40 Minuten unangenehm sein. Besonders für Menschen mit Platzangst kann die Untersuchung eine Herausforderung darstellen. Auch Kontrastmittelreaktionen sind eine mögliche Nebenwirkung, insbesondere bei Patientinnen mit eingeschränkter Nierenfunktion, da das häufig verwendete gadoliniumhaltige Kontrastmittel unter bestimmten Bedingungen problematisch sein kann.

Trotz dieser Limitationen bleibt die Brust-MRT eine wertvolle Ergänzung zur Mammographie, insbesondere für Frauen mit genetischem Risiko oder dichtem Brustgewebe. Sie ist zudem ein wichtiges Instrument in der präoperativen Diagnostik, um die genaue Tumorausdehnung zu bestimmen.

3.2.3. Positronen-Emissions-Tomographie (PET-CT)

Die PET-CT (Positronen-Emissions-Tomographie kombiniert mit der Computertomographie) ist ein hochmodernes bildgebendes Verfahren, das insbesondere in der Diagnostik von metastasiertem Brustkrebs eine bedeutende Rolle spielt. Sie vereint zwei leistungsstarke Techniken: die PET ermöglicht eine detaillierte Analyse des Stoffwechsels von Tumorzellen, während die CT eine präzise anatomische Darstellung der Gewebe liefert. Diese Kombination erlaubt eine exakte Lokalisation und Charakterisierung von Tumorherden und Metastasen, die mit anderen Verfahren möglicherweise schwer zu identifizieren sind.

1. Detektion von Metastasen in Knochen, Lunge oder Leber: Brustkrebs hat eine besondere Neigung, sich in bestimmten Organen auszubreiten, insbesondere in den Knochen, der Lunge und der Leber. Die PET-CT ist äußerst empfindlich in der Entdeckung solcher Fernmetastasen, da sie metabolisch aktive Tumorzellen frühzeitig sichtbar machen kann – oft bevor strukturelle Veränderungen in konventionellen CT- oder MRT-Bildern

erkennbar sind. Dies ist besonders wichtig, um das Tumorstadium genau zu bestimmen und eine individuell abgestimmte Therapie zu planen.

2. Beurteilung des Therapieansprechens: Eine weitere wichtige Anwendung der PET-CT ist die Überprüfung der Wirksamkeit einer laufenden Krebstherapie. Während herkömmliche bildgebende Verfahren oft Wochen oder Monate benötigen, um eine Verkleinerung des Tumors nach einer Chemotherapie oder zielgerichteten Therapie zu zeigen, kann die PET-CT bereits frühe Veränderungen im Stoffwechsel der Krebszellen erfassen. Ein Rückgang der Stoffwechselaktivität innerhalb der Tumorherde ist ein wichtiger Hinweis darauf, dass die Therapie wirkt, während eine anhaltende Aktivität auf eine Resistenz hindeuten kann. Dadurch kann frühzeitig eine Anpassung der Behandlung vorgenommen werden.

3. Differenzierung zwischen Narbengewebe und aktivem Tumor: Nach einer erfolgreichen Krebstherapie oder Operation kann es schwierig sein, zwischen verbleibendem Tumorgewebe und Narbengewebe zu unterscheiden. Da metabolisch inaktives Narbengewebe keinen erhöhten Zuckerstoffwechsel zeigt, während aktive Tumorzellen weiterhin Glukose aufnehmen, ermöglicht die PET-CT eine zuverlässige Differenzierung. Dies ist insbesondere nach Strahlen- oder Chemotherapie von großer Bedeutung, um unnötige invasive Eingriffe oder Biopsien zu vermeiden.

Die PET-CT bietet eine frühzeitige Detektion von Metastasen und kann Tumorherde oft bereits sichtbar machen, bevor sie in konventionellen bildgebenden Verfahren erkennbar sind. Sie ermöglicht eine präzise Unterscheidung zwischen aktivem Tumorgewebe und Narbengewebe, was insbesondere nach einer Behandlung von großer Bedeutung ist. Ein weiterer Vorteil ist die

Optimierung der Therapieentscheidung, da nicht wirksame Behandlungen frühzeitig erkannt und angepasst werden können. Zudem erlaubt die PET-CT eine Ganzkörperdarstellung, wodurch das gesamte Ausmaß der Erkrankung erfasst werden kann und eine genauere Beurteilung der Tumorausbreitung möglich ist.

Trotz ihrer hohen diagnostischen Leistungsfähigkeit weist die PET-CT einige Einschränkungen auf. Die hohen Kosten und die begrenzte Verfügbarkeit führen dazu, dass sie meist nur in spezifischen Fällen wie bei metastasiertem oder rezidivierendem Brustkrebs eingesetzt wird. Falsch-positive Befunde können auftreten, da nicht nur Tumorzellen, sondern auch Entzündungen oder Infektionen eine erhöhte Stoffwechselaktivität aufweisen und so das Ergebnis verfälschen können. Zudem ist die Exposition gegenüber Strahlung ein relevanter Faktor, da sowohl die PET- als auch die CT-Komponente ionisierende Strahlung verwenden, was insbesondere bei wiederholten Untersuchungen berücksichtigt werden muss.

Mit der Weiterentwicklung molekularer Bildgebungstechniken wird die PET-CT zunehmend mit spezifischeren Tracern ergänzt, die auf bestimmte Tumormarker abzielen. Neue PET-Tracer, die sich gezielt an Hormonrezeptoren (ER, PR) oder HER2-positive Tumoren binden, könnten in Zukunft die Diagnose und Therapieüberwachung noch weiter verbessern. Auch der Einsatz von KI-gestützten Bildanalysen verspricht eine genauere und schnellere Auswertung der PET-CT-Bilder, wodurch die diagnostische Genauigkeit weiter steigen könnte.

3.3 Gewebeproben und molekulare Analyse des Tumors

Die definitive Diagnose von Brustkrebs erfordert die Entnahme und Untersuchung von Gewebeproben, die durch verschiedene Biopsiemethoden gewonnen werden können. Die Feinnadelaspiration ermöglicht die Entnahme einzelner Zellen mittels einer dünnen Nadel, wird jedoch aufgrund der begrenzten Menge an Zellmaterial vor allem für die Zytologie eingesetzt. Die Stanzbiopsie stellt eine präzisere Methode dar, bei der mit einer hohlen Nadel ein Gewebezylinder entnommen wird, um eine genauere histologische Analyse durchzuführen. Die Vakuumbiopsie erlaubt die Gewinnung größerer Gewebemengen mithilfe einer Unterdrucktechnik, wodurch eine umfassendere Beurteilung möglich ist. In bestimmten Fällen wird eine chirurgische Biopsie durchgeführt, bei der das verdächtige Gewebe vollständig entfernt wird, insbesondere wenn ein sicherer Ausschluss oder eine umfassendere Untersuchung notwendig ist.

Neben der histologischen Untersuchung spielt die molekulare Analyse des Tumors eine entscheidende Rolle für die Therapieplanung. Der Hormonrezeptorstatus gibt Aufschluss darüber, ob der Tumor hormonabhängig wächst, was für die Wahl einer endokrinen Therapie von Bedeutung ist. Der HER2-Status bestimmt, ob der Tumor HER2-positiv ist, was eine gezielte Therapie mit Anti-HER2-Medikamenten ermöglicht. Zusätzlich werden Genexpressionsprofile wie Oncotype DX oder MammaPrint verwendet, um das individuelle Rückfallrisiko des Tumors zu bewerten und dadurch eine personalisierte Therapieentscheidung zu unterstützen. Diese molekularen Analysen sind entscheidend für die Präzisionsmedizin und helfen, unnötige Therapien zu vermeiden, während gleichzeitig die optimale Behandlungsstrategie für jede Patientin entwickelt wird.

3.4 Blutbasierte Biomarker und Liquid Biopsy

Blutbasierte Biomarker spielen eine wichtige Rolle in der Überwachung und Verlaufsbeurteilung von Brustkrebspatientinnen. Die Tumormarker CA 15-3 und CA 27-29 werden häufig zur Verlaufsbeobachtung eingesetzt, insbesondere um das Ansprechen auf eine Therapie zu überwachen oder einen möglichen Krankheitsrückfall frühzeitig zu erkennen. Das carcinoembryonale Antigen, kurz CEA, kann ebenfalls erhöht sein, insbesondere bei metastasierten Tumoren, und dient daher als ergänzender Marker zur Beurteilung des Krankheitsverlaufs.

Die Liquid Biopsy stellt eine moderne und zunehmend an Bedeutung gewinnende Methode dar, die es ermöglicht, zirkulierende Tumorzellen oder Tumor-DNA direkt aus einer Blutprobe zu analysieren. Diese Technik bietet den Vorteil, dass sie minimalinvasiv ist und eine kontinuierliche Überwachung der Erkrankung in Echtzeit erlaubt. Sie kann zur frühzeitigen Detektion von Rückfällen eingesetzt werden, indem kleinste Mengen an Tumor-DNA im Blut nachgewiesen werden, noch bevor ein Rückfall durch bildgebende Verfahren sichtbar wird. Darüber hinaus ermöglicht die Liquid Biopsy eine gezielte Anpassung der Therapie, indem sie genetische Veränderungen des Tumors identifiziert, die eine Resistenz gegenüber bestimmten Medikamenten entwickeln können. Dadurch kann die Behandlung frühzeitig optimiert werden, um die bestmögliche Wirksamkeit der gewählten Therapie zu gewährleisten. Diese Methode hat das Potenzial, die personalisierte Krebsmedizin weiter voranzutreiben, indem sie eine dynamische und präzise Überwachung der Erkrankung ermöglicht.

3.5 Staging und individuelle Prognoseeinschätzung

Das Staging und die individuelle Prognoseeinschätzung sind weitere Schritte in der Behandlungsplanung von Brustkrebs.

Die TNM-Klassifikation ist das international etablierte System zur Bestimmung des Krankheitsstadiums und basiert auf drei Hauptkriterien. Die Tumorgröße, gekennzeichnet durch das T-Stadium, gibt an, wie weit sich der Tumor innerhalb der Brust ausgebreitet hat. Der Lymphknotenstatus, beschrieben durch das N-Stadium, zeigt, ob und wie viele Lymphknoten befallen sind, was ein wichtiger Indikator für das Metastasierungsrisiko ist. Der

Metastasenstatus, also das M-Stadium, gibt Auskunft darüber, ob sich Tumorzellen bereits in entfernte Organe wie Knochen, Leber, Lunge oder Gehirn ausgebreitet haben.

Neben der TNM-Klassifikation beeinflussen weitere biologische Faktoren die Therapieentscheidung und Prognosebewertung. Der Hormonrezeptorstatus gibt Aufschluss darüber, ob der Tumor durch Östrogen oder Progesteron wachstumsabhängig ist, was für den Einsatz einer endokrinen Therapie von Bedeutung ist. Der HER2-Status bestimmt, ob der Tumor HER2-positiv ist und somit für eine gezielte Therapie mit Anti-HER2-Medikamenten infrage kommt. Genetische Marker und molekulare Testverfahren wie Oncotype DX oder MammaPrint ermöglichen eine individuell angepasste Prognoseeinschätzung und helfen dabei, das Rückfallrisiko zu bestimmen. Diese Faktoren tragen dazu bei, die optimale Therapie für jede Patientin zu wählen, indem sie eine präzisere Einschätzung des Krankheitsverlaufs und der Wirksamkeit spezifischer Behandlungsstrategien ermöglichen.

***

Dieses Kapitel zeigt, dass die moderne Brustkrebsdiagnostik weit über klassische Bildgebung hinausgeht. Die Kombination aus bildgebenden Verfahren, Gewebeanalysen und neuen blutbasierten Methoden erlaubt eine präzise Diagnose und ein individuelles Therapiemanagement, wodurch die Behandlungsmöglichkeiten für betroffene Patientinnen weiter verbessert werden können.

4. Therapiestrategien für ein langes Überleben

Die Behandlung von Brustkrebs hat in den letzten Jahrzehnten erhebliche Fortschritte gemacht. Während die Diagnose früher häufig mit einer schlechten Prognose verbunden war, ermöglichen moderne Therapiestrategien in vielen Fällen eine langfristige Kontrolle der Erkrankung oder sogar eine Heilung.

Brustkrebs ist eine heterogene Erkrankung, die sich je nach Subtyp, Krankheitsstadium und individueller Patienteneigenschaften unterschiedlich verhält. Daher gibt es keine universelle Therapie, sondern verschiedene Behandlungsansätze, die individuell kombiniert werden. Dazu gehören systemische Therapien wie Hormontherapie, Chemotherapie und zielgerichtete Antikörpertherapien, lokale Behandlungen wie die Strahlentherapie und chirurgische Eingriffe sowie neuartige immunonkologische Ansätze.

Dieses Kapitel beschreibt die einzelnen Therapiemöglichkeiten und erläutert, wie sie im Kontext eines langfristigen Überlebens und einer möglichst hohen Lebensqualität eingesetzt werden können.

4.1 Systemtherapien: Hormontherapie, Chemotherapie, zielgerichtete Antikörpertherapien

Systemtherapien sind Behandlungen, die nicht nur lokal am Tumor wirken, sondern im gesamten Körper. Sie werden entweder als primäre Therapie, ergänzend zur Operation oder Strahlentherapie oder zur Behandlung fortgeschrittener und metastasierter Stadien eingesetzt.

4.1.1. Hormontherapie

Die Hormontherapie ist eine der wichtigsten Behandlungsstrategien für hormonrezeptorpositive Brustkrebsarten, da diese Tumoren auf Östrogen und Progesteron angewiesen sind, um zu wachsen. Durch die gezielte Blockierung dieser Hormone kann das Tumorwachstum erheblich eingeschränkt und das Rückfallrisiko reduziert werden.

Es gibt verschiedene Ansätze in der Hormontherapie, die je nach Menopausenstatus und individueller Krankheitscharakteristik eingesetzt werden. Selektive Östrogenrezeptormodulatoren wie Tamoxifen blockieren die Wirkung von Östrogen direkt am Tumor, indem sie an die Östrogenrezeptoren binden, ohne das Wachstum zu stimulieren. Dies verhindert, dass körpereigenes Östrogen das Tumorwachstum fördert. Tamoxifen wird insbesondere bei prämenopausalen Patientinnen eingesetzt, da es auch in Anwesenheit einer funktionierenden Eierstockproduktion wirksam bleibt.

Aromatasehemmer wie Letrozol, Anastrozol oder Exemestan senken den Östrogenspiegel, indem sie das Enzym Aromatase hemmen, das für die Umwandlung von Androgenen in Östrogene verantwortlich ist. Da die Eierstöcke nach der Menopause kaum noch Östrogen produzieren und die Hauptquelle des Hormons dann das periphere Fettgewebe ist, sind Aromatasehemmer besonders bei postmenopausalen Frauen wirksam. Durch die drastische Reduktion der Östrogenproduktion wird dem Tumor seine hormonelle Wachstumsgrundlage entzogen.

GnRH-Analoga wie Goserelin oder Leuprorelin wirken, indem sie die Funktion der Eierstöcke unterdrücken und damit die körpereigene Östrogenproduktion senken. Diese Therapie wird häufig bei prämenopausalen Frauen eingesetzt, insbesondere in Kombination mit Aromatasehemmern oder Tamoxifen, um eine möglichst vollständige hormonelle Suppression zu erreichen.

Da das Rückfallrisiko hormonabhängiger Tumoren über viele Jahre bestehen bleibt, werden diese Hormontherapien in der Regel über lange Zeiträume von fünf bis zehn Jahren verabreicht. Sie spielen eine entscheidende Rolle in der adjuvanten Therapie, um das Risiko eines erneuten Tumorwachstums zu minimieren, und sind auch in der metastasierten Situation eine wichtige Option, um das Fortschreiten der Erkrankung zu verlangsamen.

4.1.2. Chemotherapie

Die Chemotherapie ist eine der wirksamsten systemischen Behandlungsmethoden gegen Brustkrebs, wird jedoch aufgrund ihrer potenziellen Nebenwirkungen gezielt und meist in spezifischen Fällen eingesetzt. Besonders aggressive Tumorarten wie triple-negativer Brustkrebs oder HER2-positive Tumoren sowie Brustkrebs im metastasierten Stadium sprechen häufig gut auf eine Chemotherapie an, da diese Krebszellen oft eine hohe Teilungsrate aufweisen und dadurch besonders empfindlich gegenüber zytotoxischen Substanzen sind.

Die am häufigsten eingesetzten Chemotherapeutika lassen sich in verschiedene Wirkstoffgruppen einteilen. Anthrazykline wie Doxorubicin und Epirubicin greifen direkt die DNA von Krebszellen an, indem sie die Topoisomerase-II-Funktion hemmen und dadurch DNA-Brüche verursachen. Dies führt dazu, dass sich Krebszellen nicht mehr korrekt teilen können und letztlich in den programmierten Zelltod übergehen. Aufgrund ihrer Wirksamkeit werden Anthrazykline häufig in Kombination mit anderen Zytostatika verwendet, können aber auch kardiotoxische Nebenwirkungen haben, weshalb die Therapiedauer und kumulative Dosis sorgfältig überwacht werden müssen.

Eine weitere zentrale Gruppe sind die Taxane, zu denen Paclitaxel und Docetaxel gehören. Diese Substanzen wirken, indem sie das Zytoskelett der Zellen destabilisieren und so die

Zellteilung blockieren. Indem sie die Dynamik der Mikrotubuli verändern, verhindern Taxane, dass sich Krebszellen ordnungsgemäß teilen, was schließlich zu ihrem Absterben führt. Taxane sind insbesondere bei aggressiven Brustkrebsformen von großer Bedeutung und werden oft mit Anthrazyklinen oder zielgerichteten Therapien kombiniert.

Platin-basierte Chemotherapeutika wie Cisplatin und Carboplatin sind besonders wirksam bei Tumoren mit Defekten in DNA-Reparaturmechanismen, beispielsweise bei triple-negativem Brustkrebs mit BRCA-Mutationen. Diese Wirkstoffe verursachen Quervernetzungen innerhalb der DNA, die von den Krebszellen nicht mehr repariert werden können, was schließlich zu deren Zelltod führt. Platin-basierte Therapien haben sich als vielversprechend erwiesen, insbesondere bei Patientinnen mit genetischen Prädispositionen für Brustkrebs.

Chemotherapien werden in der Regel in Zyklen verabreicht, um dem Körper zwischen den Behandlungen die Möglichkeit zur Regeneration zu geben. Ein Therapiezyklus besteht aus einer oder mehreren Verabreichungen von Chemotherapeutika innerhalb eines bestimmten Zeitraums, gefolgt von einer Erholungsphase. Dies ermöglicht es, die maximale Wirksamkeit der Therapie zu nutzen, während gleichzeitig Nebenwirkungen wie Haarausfall, Übelkeit, Immunsuppression und Erschöpfung möglichst kontrolliert bleiben. Die Länge und Anzahl der Zyklen hängt von verschiedenen Faktoren ab, darunter die Tumorbiologie, das Krankheitsstadium und die individuelle Verträglichkeit der Patientin.

Trotz ihrer potenziellen schweren Nebenwirkungen bleibt die Chemotherapie eine essenzielle Behandlungsoption für viele Brustkrebsformen. Forschungsansätze konzentrieren sich zunehmend auf die Entwicklung personalisierter Chemotherapien, die auf die molekulare Signatur des Tumors abgestimmt sind, sowie auf Kombinationstherapien mit zielgerichteten

Medikamenten oder Immuntherapien, um die Wirksamkeit weiter zu optimieren und Nebenwirkungen zu reduzieren.

4.1.3. Zielgerichtete Antikörpertherapien

Zielgerichtete Therapien sind eine moderne Behandlungsstrategie, die spezifische biologische Eigenschaften von Krebszellen angreifen, während gesunde Zellen weitgehend geschont werden. Im Gegensatz zur herkömmlichen Chemotherapie, die auf alle sich schnell teilenden Zellen wirkt, sind zielgerichtete Medikamente darauf ausgelegt, bestimmte Signalwege zu blockieren oder molekulare Strukturen zu beeinflussen, die für das Wachstum und die Überlebensfähigkeit von Tumorzellen entscheidend sind.

Ein bekanntes Beispiel für eine erfolgreiche zielgerichtete Therapie ist die Behandlung von HER2-positivem Brustkrebs. Diese Tumoren zeichnen sich durch eine Überexpression des HER2-Rezeptors aus, der das Zellwachstum stark beschleunigt und die Aggressivität der Erkrankung erhöht. Die Entwicklung spezifischer HER2-gerichteter Medikamente hat die Prognose dieser Brustkrebsform erheblich verbessert.

Trastuzumab, bekannt unter dem Handelsnamen Herceptin, ist ein monoklonaler Antikörper, der direkt an den HER2-Rezeptor bindet und dadurch dessen Signalübertragung blockiert. Dies hemmt das Tumorwachstum und führt dazu, dass die Krebszellen empfindlicher für andere Therapien werden. Trastuzumab hat sich sowohl in der frühen als auch in der metastasierten Erkrankung als äußerst wirksam erwiesen und ist heute ein zentraler Bestandteil der Behandlung von HER2-positivem Brustkrebs.

Pertuzumab, unter dem Namen Perjeta bekannt, verstärkt die Wirkung von Trastuzumab, indem es eine doppelte Blockade der HER2-Signalwege ermöglicht. Während Trastuzumab die direkte

Signalübertragung von HER2 hemmt, verhindert Pertuzumab die Interaktion des HER2-Rezeptors mit anderen Rezeptoren derselben Familie, insbesondere mit HER3. Diese duale Hemmung hat gezeigt, dass sie das Tumorwachstum noch effektiver eindämmen kann und insbesondere in Kombination mit Trastuzumab und Chemotherapie in der neoadjuvanten und metastasierten Therapie eine deutliche Prognoseverbesserung bewirkt.

T-DM1, auch als Kadcyla bekannt, stellt eine innovative Kombination aus Trastuzumab und einem Chemotherapeutikum dar. Dieses Antikörper-Wirkstoff-Konjugat verbindet die gezielte HER2-Blockade mit einer direkt in die Krebszelle eingeschleusten Chemotherapie. Das bedeutet, dass die toxische Substanz nur in HER2-überexprimierenden Zellen freigesetzt wird, wodurch gesunde Zellen geschont und Nebenwirkungen reduziert werden. T-DM1 wird insbesondere bei Patientinnen eingesetzt, die bereits eine Vorbehandlung mit Trastuzumab und Chemotherapie erhalten haben und dennoch einen Krankheitsfortschritt zeigen.

Durch diese gezielten Therapien konnte die Prognose von HER2-positivem Brustkrebs erheblich verbessert werden. Während diese Tumorart früher mit einer besonders schlechten Prognose verbunden war, ermöglicht die zielgerichtete Behandlung heute eine deutliche Verlängerung der Überlebenszeit und eine bessere Kontrolle der Erkrankung. Die Forschung konzentriert sich zunehmend auf die Entwicklung neuer HER2-Inhibitoren und Kombinationstherapien, um Resistenzen zu überwinden und die Behandlung weiter zu optimieren.

4.2 Strahlentherapie und ihre Rolle bei metastasiertem Brustkrebs

Die Strahlentherapie ist eine lokale Behandlungsform, die hochenergetische Strahlen nutzt, um Krebszellen gezielt zu zerstören. Sie wird in verschiedenen Situationen eingesetzt, sowohl als ergänzende Maßnahme nach einer Operation als auch zur Linderung von Beschwerden bei fortgeschritttener Erkrankung. Nach einer brusterhaltenden Operation dient die Bestrahlung dazu, verbliebene Krebszellen im Brustgewebe oder in der Umgebung zu eliminieren und das Risiko eines Rückfalls zu senken. Sie stellt in diesen Fällen einen essenziellen Bestandteil der Therapie dar, um die langfristige Kontrolle der Erkrankung zu verbessern.

Bei fortgeschrittenem Brustkrebs wird die Strahlentherapie häufig zur palliativen Behandlung eingesetzt, insbesondere um Schmerzen oder Komplikationen durch Metastasen zu lindern. Dies ist besonders relevant bei Knochenmetastasen, die starke Schmerzen und Frakturrisiken verursachen können. Durch die gezielte Bestrahlung von Metastasen lässt sich das Tumorwachstum an diesen Stellen verlangsamen oder stoppen, wodurch die Symptome gelindert und die Lebensqualität der Patientin verbessert werden können.

Es gibt verschiedene Techniken der Strahlentherapie, die je nach Erkrankungssituation und Ziel der Behandlung eingesetzt werden. Die externe Strahlentherapie ist die am häufigsten verwendete Methode. Dabei werden hochpräzise Strahlen von außen auf das Tumorgewebe gerichtet, um Krebszellen gezielt zu zerstören, während das umliegende gesunde Gewebe möglichst geschont wird. Fortschritte in der Strahlentherapie, wie die intensitätsmodulierte Radiotherapie oder die bildgestützte Strahlentherapie, ermöglichen eine noch präzisere Dosierung und eine Reduktion der Nebenwirkungen.

Eine alternative Methode ist die Brachytherapie, bei der eine Strahlenquelle direkt in das Tumorgewebe eingebracht wird. Diese Technik ermöglicht eine gezielte Bestrahlung mit hoher Dosis direkt im Tumorbereich, ohne das umgebende gesunde Gewebe stark zu belasten. Die Brachytherapie kommt insbesondere bei bestimmten Formen des frühen Brustkrebses als Teil einer beschleunigten Teilbrustbestrahlung zum Einsatz.

Die Strahlentherapie hat sich als eine der effektivsten lokalen Behandlungsformen in der modernen Onkologie etabliert. Sie wird individuell auf die Patientin abgestimmt und oft mit anderen Therapieformen wie Operation, Chemotherapie oder Hormontherapie kombiniert, um die bestmöglichen Behandlungsergebnisse zu erzielen.

4.3 ⍰perative Maßnahmen bei fortgeschrittenem Krankheitsverlauf

Die Chirurgie spielt eine ganz zentrale Rolle in der Behandlung von Brustkrebs und ist insbesondere in frühen Stadien die wichtigste Therapieoption. Sie ermöglicht die Entfernung des Tumorgewebes und trägt maßgeblich zur Heilungschance bei. Abhängig von der Größe des Tumors, dem Krankheitsstadium und individuellen Risikofaktoren stehen verschiedene Operationstechniken zur Verfügung, die je nach Situation gewählt werden.

Die brusterhaltende Therapie, auch als lumpektomie oder Segmentresektion bekannt, ist ein chirurgisches Verfahren, bei dem der Tumor zusammen mit einem Sicherheitsrand entfernt wird, während die restliche Brust erhalten bleibt. Diese Methode ist besonders geeignet für kleine bis mittelgroße Tumoren und wird in der Regel mit einer postoperativen Strahlentherapie kombiniert, um das Risiko eines erneuten Tumorwachstums zu minimieren.

Bei größeren Tumoren oder ungünstigen Risikofaktoren kann eine Mastektomie erforderlich sein. Hierbei wird die gesamte Brust entfernt, um eine vollständige Tumorentfernung sicherzustellen. Diese Methode wird häufig bei Patientinnen mit genetischer Prädisposition, etwa BRCA1- oder BRCA2-Mutationen, oder bei multifokalen Tumoren angewendet. In vielen Fällen besteht die Möglichkeit eines sofortigen oder späteren Brustwiederaufbaus mittels Implantaten oder Eigengewebe, um ästhetische und psychologische Aspekte der Patientin zu berücksichtigen.

Ein weiterer wichtiger Bestandteil der chirurgischen Therapie ist die axilläre Lymphknotendissektion. Da Brustkrebs über das Lymphsystem streuen kann, werden Lymphknoten aus der Achselhöhle entfernt, um festzustellen, ob sich Krebszellen bereits ausgebreitet haben. In vielen Fällen wird zunächst eine Sentinel-Lymphknotenbiopsie durchgeführt, bei der nur der erste Lymphknoten im Abflussgebiet des Tumors entnommen und untersucht wird. Ist dieser nicht befallen, kann auf eine umfassendere Lymphknotenentfernung verzichtet werden, um postoperative Komplikationen wie Lymphödeme zu vermeiden.

Auch bei metastasiertem Brustkrebs kann eine Operation in bestimmten Fällen palliativ eingesetzt werden, um Symptome zu lindern. Dies ist beispielsweise dann der Fall, wenn ein großer Tumor Schmerzen oder Geschwüre verursacht oder wenn Metastasen in Weichteilen oder Knochen chirurgisch entfernt werden müssen, um die Lebensqualität der Patientin zu verbessern.

Die chirurgische Behandlung von Brustkrebs ist heute individuell auf die Patientin abgestimmt und wird häufig mit weiteren Therapieformen wie Strahlentherapie, Hormontherapie oder Chemotherapie kombiniert, um das bestmögliche Behandlungsergebnis zu erzielen. Fortschritte in der onko-plastischen Chirurgie und minimalinvasiven Techniken ermöglichen es, die Funktion und Ästhetik der Brust bestmöglich zu erhalten und gleichzeitig die Sicherheit der Tumorentfernung zu gewährleisten.

4.4 Kombinationstherapien und personalisierte Therapieansätze

Die Kombination verschiedener Behandlungsformen hat sich als besonders effektiv in der Brustkrebstherapie erwiesen, da sie unterschiedliche Angriffspunkte des Tumors nutzt und das Risiko eines Rückfalls minimiert. Multimodale Therapieansätze kombinieren in der Regel Chirurgie, Chemotherapie und Strahlentherapie, um eine maximale Wirksamkeit zu erzielen. Durch diese integrative Herangehensweise kann der Tumor gezielt bekämpft werden, während gleichzeitig die individuellen Bedürfnisse der Patientin berücksichtigt werden.

Ein wichtiger Bestandteil dieses Ansatzes ist die neoadjuvante Therapie, die vor der Operation durchgeführt wird, um den Tumor zu verkleinern. Dies erleichtert die chirurgische Entfernung, kann eine brusterhaltende Operation ermöglichen und liefert wertvolle Informationen über das Ansprechen des Tumors auf die Behandlung. Besonders bei aggressiven Brustkrebsformen wie triple-negativem oder HER2-positivem Brustkrebs wird die neoadjuvante Chemotherapie oder eine Kombination mit zielgerichteten Therapien eingesetzt, um die bestmöglichen Behandlungsergebnisse zu erzielen.

Die adjuvante Therapie wird nach der Operation eingesetzt, um verbleibende Krebszellen zu eliminieren und das Risiko eines Rückfalls zu reduzieren. Je nach Tumorbiologie kommen hierbei Chemotherapie, Strahlentherapie, Hormontherapie oder zielgerichtete Therapien zum Einsatz. Diese individuell angepasste Strategie ermöglicht eine langfristige Kontrolle der Erkrankung und verbessert die Heilungschancen erheblich.

Die personalisierte Medizin hat in den letzten Jahren zunehmend an Bedeutung gewonnen, da sie auf die molekularen und genetischen Eigenschaften des Tumors abgestimmt wird. Durch moderne Analyseverfahren lassen sich genetische Veränderungen und spezifische Biomarker identifizieren, die eine gezielte

Auswahl der optimalen Medikamente ermöglichen. Molekulare Tests wie Oncotype DX oder MammaPrint helfen, das Rückfallrisiko zu bestimmen und unnötige Chemotherapien zu vermeiden. Insbesondere zielgerichtete Therapien, die auf HER2, Hormonrezeptoren oder Mutationen in DNA-Reparaturgenen wie BRCA1 oder BRCA2 abzielen, haben die Therapieoptionen erheblich erweitert.

4.5 Immuntherapie und neue Entwicklungen in der Krebsmedizin

Die Immuntherapie revolutioniert die Krebsbehandlung, indem sie das körpereigene Immunsystem dazu aktiviert, Krebszellen zu bekämpfen.

4.5.1 Checkpoint-Inhibitoren

Checkpoint-Inhibitoren sind eine innovative Form der Immuntherapie, die das körpereigene Immunsystem reaktivieren, um Krebszellen gezielt anzugreifen. Eine Schlüsselrolle spielt dabei der PD-1/PD-L1-Signalweg, der normalerweise dazu dient, eine übermäßige Immunreaktion zu verhindern und körpereigene Zellen vor Autoimmunangriffen zu schützen. Viele Tumorzellen nutzen diesen Mechanismus, indem sie den PD-L1-Rezeptor exprimieren und so die Immunabwehr gezielt unterdrücken.

Pembrolizumab, bekannt unter dem Handelsnamen Keytruda, ist ein monoklonaler Antikörper, der das Protein PD-1 blockiert und dadurch die Hemmung der Immunzellen aufhebt. Dies führt zu einer verstärkten T-Zell-Aktivität gegen Krebszellen, wodurch das Immunsystem den Tumor effektiver bekämpfen kann.

Besonders wirksam hat sich Pembrolizumab bei triple-negativem Brustkrebs erwiesen, einer aggressiven Tumorform, die oft eine hohe Mutationsrate und eine verstärkte Expression von PD-L1 aufweist. In Kombination mit Chemotherapie konnte gezeigt werden, dass die Immuntherapie die Überlebenschancen von Patientinnen mit fortgeschrittenem oder metastasiertem triple-negativen Brustkrebs signifikant verbessert.

Checkpoint-Inhibitoren stellen eine vielversprechende Weiterentwicklung in der personalisierten Krebstherapie dar und könnten in Zukunft eine noch größere Rolle bei der Behandlung von Brustkrebs spielen, insbesondere in Kombination mit anderen zielgerichteten Therapien oder Chemotherapien, um Resistenzen zu überwinden und die Wirksamkeit der Behandlung weiter zu verbessern.

4.5.2. Krebsimpfstoffe und Zelltherapien

Krebsimpfstoffe und Zelltherapien sind weitere innovative Ansätze in der modernen Onkologie, die darauf abzielen, das Immunsystem gezielt gegen Brustkrebszellen zu aktivieren. Während klassische Krebstherapien wie Chemotherapie oder Strahlentherapie unspezifisch wirken und sowohl gesunde als auch Krebszellen schädigen können, nutzen diese neuen Strategien die Präzision des Immunsystems, um bösartige Zellen gezielt zu eliminieren.

Ein vielversprechender Forschungsbereich sind personalisierte mRNA-Impfstoffe gegen Brustkrebs. Diese Impfstoffe basieren auf der gleichen Technologie wie die mRNA-Impfstoffe gegen COVID-19 und sind darauf ausgelegt, das Immunsystem gezielt gegen Tumorantigene zu sensibilisieren. Dabei werden genetische Informationen von Tumorzellen in Form von mRNA in den Körper eingebracht, wodurch Immunzellen spezifische Krebsproteine erkennen und bekämpfen können. Da Brustkrebstumoren eine hohe genetische Variabilität aufweisen, wird an individualisierten Impfstoffen geforscht, die patientenspezifische

Mutationen berücksichtigen und somit eine maßgeschneiderte Immunreaktion ermöglichen. Erste klinische Studien zeigen vielversprechende Ergebnisse, insbesondere in Kombination mit bestehenden Immuntherapien wie Checkpoint-Inhibitoren.

Ein weiterer vielversprechender Ansatz ist die CAR-T-Zelltherapie, die sich in experimentellen Studien zur gezielten Tumorzellbekämpfung befindet. Diese Therapie basiert auf der genetischen Modifikation von körpereigenen T-Zellen, die so verändert werden, dass sie spezifische Krebszellen erkennen und angreifen können. Während CAR-T-Zellen bereits bei bestimmten Blutkrebserkrankungen wie Leukämien und Lymphomen zugelassen sind, wird ihre Anwendung bei soliden Tumoren wie Brustkrebs noch intensiv erforscht. Eine Herausforderung besteht darin, spezifische Zielstrukturen auf Brustkrebszellen zu identifizieren, die nicht auch auf gesunden Zellen vorkommen, um unerwünschte Nebenwirkungen zu minimieren. Fortschritte in der Zellmanipulation und neue Zielmoleküle wie HER2 oder andere tumorspezifische Proteine könnten die Wirksamkeit dieser Therapie in Zukunft weiter verbessern.

Krebsimpfstoffe und Zelltherapien haben das Potenzial, die Behandlung von Brustkrebs grundlegend zu verändern. Indem sie das Immunsystem aktivieren und gezielt auf Tumorzellen ausrichten, könnten sie langfristige Immunantworten erzeugen und das Risiko für Rückfälle verringern. In den kommenden Jahren werden weitere klinische Studien zeigen, wie diese innovativen Therapien in bestehende Behandlungsstrategien integriert werden können, um die Prognose von Brustkrebspatientinnen weiter zu verbessern.

4.5.3. Molekulare Zieltherapien

Molekulare Zieltherapien sind hochpräzise Medikamente, die spezifische Schwachstellen von Brustkrebszellen angreifen, um deren Wachstum zu hemmen und gleichzeitig gesunde Zellen weitgehend zu schonen. Diese Therapien beruhen auf der Identifizierung molekularer Veränderungen im Tumor und ermöglichen eine individuell angepasste Behandlung.

Ein bedeutender Fortschritt in der gezielten Brustkrebstherapie sind PARP-Inhibitoren, die speziell für Patientinnen mit BRCA-mutiertem Brustkrebs entwickelt wurden. BRCA1- und BRCA2-Mutationen beeinträchtigen die Fähigkeit der Zellen, DNA-Schäden zu reparieren, wodurch die Krebszellen auf alternative Reparaturmechanismen angewiesen sind. PARP-Inhibitoren wie Olaparib blockieren das Enzym Poly(ADP-Ribose)-Polymerase (PARP), das eine zentrale Rolle in der DNA-Reparatur spielt. Durch diese Hemmung akkumulieren DNA-Schäden in den Krebszellen, was schließlich zu deren Zelltod führt. Diese Therapieoption hat sich besonders bei metastasiertem und triple-negativem Brustkrebs mit BRCA-Mutationen als wirksam erwiesen und bietet eine vielversprechende Alternative oder Ergänzung zur Chemotherapie.

Ein weiteres bedeutendes Zielmolekül in der Brustkrebstherapie ist der CDK4/6-Signalweg, der eine zentrale Rolle in der Zellzyklusregulation spielt. CDK4/6-Inhibitoren wie Palbociclib, Ribociclib und Abemaciclib blockieren die Cyclin-abhängigen Kinasen 4 und 6, die für das Fortschreiten des Zellzyklus in hormonrezeptorpositiven Brustkrebszellen entscheidend sind. Durch die Hemmung dieser Kinasen wird das unkontrollierte Wachstum der Krebszellen gestoppt. Diese Inhibitoren haben in Kombination mit endokriner Therapie, etwa mit Aromatasehemmern oder Fulvestrant, die Behandlungsmöglichkeiten für fortgeschrittenen hormonrezeptorpositiven Brustkrebs erheblich verbessert und die Zeit bis zur Krankheitsprogression verlängert.

Molekulare Zieltherapien haben die Brustkrebsbehandlung revolutioniert und ermöglichen eine präzisere, individuell angepasste Therapie. Die Forschung konzentriert sich zunehmend auf weitere molekulare Angriffspunkte, um Resistenzen zu überwinden und neue Behandlungsstrategien für aggressive Brustkrebsformen zu entwickeln. In Zukunft könnten kombinierte Ansätze mit Immuntherapie, epigenetischen Modifikatoren oder weiteren zielgerichteten Inhibitoren die Wirksamkeit dieser Therapien weiter verbessern.

***

Brustkrebs ist heute besser behandelbar als jemals zuvor. Die Kombination aus systemischen, lokalen und innovativen Therapieansätzen ermöglicht vielen Patientinnen ein langes Überleben mit hoher Lebensqualität.

Die Zukunft liegt in der personalisierten Medizin, die durch genetische Tests maßgeschneiderte Therapien ermöglicht. Fortschritte in der Immuntherapie und der Krebsforschung bieten zudem neue Hoffnung für Patientinnen mit fortgeschrittenem oder metastasiertem Brustkrebs.

5. Chronischer Brustkrebs – Leben mit der Krankheit

Brustkrebs wird in vielen Fällen heute als heilbare Erkrankung betrachtet, wenn er frühzeitig erkannt und behandelt wird. Dennoch gibt es eine bedeutende Gruppe von Patientinnen, die mit einem chronischen Brustkrebs leben, insbesondere wenn die Erkrankung metastasiert ist, also bereits Absiedlungen in anderen Organen gebildet hat. Während metastasierter Brustkrebs früher oft mit einer kurzen Lebenserwartung verbunden war, haben moderne Therapien die Prognose vieler Patientinnen erheblich verbessert.

Für diese Frauen stellt sich eine neue Realität ein: Brustkrebs als chronische Krankheit, vergleichbar mit Diabetes oder Bluthochdruck. Es geht nicht mehr nur um Heilung, sondern um Krankheitskontrolle – oft über viele Jahre hinweg. Dies bringt besondere Herausforderungen mit sich, sowohl auf medizinischer als auch auf psychischer und sozialer Ebene.

Dieses Kapitel beleuchtet, wie ein metastasierter Brustkrebs kontrolliert werden kann, welche Strategien zur Langzeitbewältigung existieren und welche Rolle regelmäßige Untersuchungen sowie das Management von Nebenwirkungen spielen.

5.1 Was bedeutet ein metastasierter, aber kontrollierter Brustkrebs?

Ein metastasierter Brustkrebs liegt vor, wenn sich Krebszellen über die Lymph- oder Blutbahn von der Brust auf andere Organe ausgebreitet haben. Die häufigsten Metastasierungsorte sind die Knochen, die am häufigsten betroffen sind, gefolgt von der Lunge, der Leber und dem Gehirn.

Diese Fernmetastasen entstehen, wenn Krebszellen die ursprüngliche Tumorumgebung verlassen, in den Kreislauf gelangen und sich in anderen Geweben ansiedeln, wo sie neue Tumorherde bilden können.

Noch vor wenigen Jahrzehnten bedeutete eine Metastasierung nahezu immer eine sehr begrenzte Lebenserwartung. Durch den medizinischen Fortschritt stehen heute jedoch zahlreiche Therapieoptionen zur Verfügung, die es ermöglichen, den Krebs über lange Zeiträume hinweg zu kontrollieren. Moderne zielgerichtete Therapien, Immuntherapien, Hormonbehandlungen und Chemotherapie haben dazu beigetragen, dass metastasierter Brustkrebs zunehmend als eine chronische Erkrankung betrachtet wird, mit der viele Patientinnen über Jahre hinweg leben können.

Der Begriff „kontrollierter metastasierter Brustkrebs" beschreibt einen Zustand, in dem der Tumor unter Therapie nicht weiter wächst, sich nicht ausbreitet oder sogar schrumpft. Dies kann durch verschiedene Behandlungsstrategien erreicht werden.

Gezielte Therapien greifen spezifische molekulare Merkmale der Krebszellen an und hemmen deren Wachstum. Hormontherapien blockieren die Wirkung von Östrogen oder Progesteron, wenn der Tumor hormonabhängig wächst. Chemotherapien zerstören sich schnell teilende Krebszellen, während Immuntherapien das körpereigene Abwehrsystem aktivieren, um die Tumorzellen zu bekämpfen. In vielen Fällen werden diese Behandlungsformen kombiniert, um die bestmögliche Kontrolle über die Erkrankung zu erreichen.

Neben den systemischen Therapien spielen auch lokale Maßnahmen wie die Strahlentherapie oder chirurgische Eingriffe eine Rolle, insbesondere wenn Metastasen zu starken Beschwerden führen. Knochenmetastasen können beispielsweise durch gezielte Bestrahlung behandelt werden, um Schmerzen zu lindern und Frakturen vorzubeugen.

Neue Behandlungsansätze wie die Liquid Biopsy ermöglichen eine präzisere Überwachung der Erkrankung und erlauben eine frühzeitige Anpassung der Therapie, wenn Resistenzen auftreten.

Durch die kontinuierliche Weiterentwicklung der Behandlungsmöglichkeiten hat sich die Prognose von metastasiertem Brustkrebs in den letzten Jahren erheblich verbessert. Während die Erkrankung in vielen Fällen nicht heilbar ist, ermöglichen moderne Therapien eine langfristige Krankheitskontrolle und eine hohe Lebensqualität für die betroffenen Patientinnen.

5.2. Arten der Krankheitskontrolle

Die Kontrolle einer metastasierten Brustkrebserkrankung kann in verschiedenen Formen erfolgen, abhängig davon, wie der Tumor auf die Therapie anspricht.

Eine komplette Remission bedeutet, dass keine nachweisbaren Krebszellen mehr im Körper vorhanden sind. Dies kann durch bildgebende Verfahren oder molekulare Analysen bestätigt werden. Auch wenn in diesem Zustand keine sichtbare Tumoraktivität festgestellt wird, sind regelmäßige Kontrolluntersuchungen erforderlich, da Krebszellen in einem inaktiven Zustand verbleiben und zu einem späteren Zeitpunkt reaktiviert werden könnten.

Eine partielle Remission liegt vor, wenn sich der Tumor unter der Therapie deutlich verkleinert hat, aber noch vorhanden ist. Dies zeigt, dass die Behandlung wirksam ist und das Wachstum des Krebses eingedämmt werden konnte, jedoch weiterhin eine aktive Kontrolle und fortgesetzte Therapie notwendig sind.

Von einer stabilen Erkrankung spricht man, wenn der Tumor unter Therapie nicht weiter wächst und sich keine neuen Metastasen bilden. In diesem Zustand befindet sich die Erkrankung unter Kontrolle, sodass der Krebs zwar weiterhin im Körper vorhanden ist, aber nicht aktiv fortschreitet. Dieser Zustand kann über viele Jahre aufrechterhalten werden und ermöglicht den Betroffenen eine hohe Lebensqualität.

Durch die Weiterentwicklung moderner Therapieansätze wird metastasierter Brustkrebs zunehmend als chronische Erkrankung betrachtet, die über lange Zeiträume stabil gehalten werden kann. Ziel der Behandlung ist es, das Tumorwachstum einzudämmen, Symptome zu minimieren und eine möglichst hohe Lebensqualität aufrechtzuerhalten.

5.3 Adaptation des Körpers an die Erkrankung und medikamentöse Langzeitkontrolle

Die langfristige Behandlung eines metastasierten Brustkrebses erfordert eine kontinuierliche Anpassung des Körpers an die Erkrankung. Während in den ersten Monaten nach der Diagnose häufig akute Therapieentscheidungen im Vordergrund stehen, müssen Patientinnen und Ärzte im weiteren Verlauf eine nachhaltige Strategie zur Krankheitskontrolle entwickeln.

5.3.1. Langfristige Therapieoptionen

Die Behandlung von metastasiertem Brustkrebs basiert auf mehreren Säulen, die individuell an die biologische Beschaffenheit des Tumors und den Krankheitsverlauf angepasst werden. Eine der wichtigsten Therapieoptionen ist die Hormontherapie, die bei hormonrezeptorpositiven Tumoren eingesetzt wird. Durch Medikamente wie Aromatasehemmer, selektive Östrogenrezeptor-Modulatoren oder GnRH-Analoga wird die Wirkung von Östrogen und Progesteron gehemmt, um das Wachstum der Krebszellen zu verlangsamen oder zu stoppen.

Zielgerichtete Therapien spielen eine entscheidende Rolle, insbesondere für Tumoren mit spezifischen molekularen

Eigenschaften. HER2-positive Tumoren können mit Antikörpern wie Trastuzumab (Herceptin) oder Pertuzumab (Perjeta) behandelt werden, die gezielt den HER2-Rezeptor blockieren und dadurch das Tumorwachstum hemmen. Für hormonabhängigen Brustkrebs mit hoher Zellteilungsrate sind CDK4/6-Inhibitoren wie Palbociclib, Ribociclib oder Abemaciclib verfügbar, die die Zellzyklusprogression hemmen und dadurch die Tumorzellproliferation unterdrücken.

Wenn andere Optionen nicht mehr ausreichend wirksam sind, kommt Chemotherapie zum Einsatz. Sie greift schnell teilende Krebszellen an und kann auch bei aggressiven Tumoren oder solchen, die gegen andere Therapien resistent geworden sind, eine Krankheitskontrolle ermöglichen. Moderne Chemotherapieschemata sind oft so konzipiert, dass sie mit möglichst geringen Nebenwirkungen verabreicht werden, um die Lebensqualität der Patientinnen zu erhalten.

Für Patientinnen mit Knochenmetastasen sind Bisphosphonate oder Denosumab wichtige Therapiebausteine, da sie helfen, die Knochensubstanz zu stabilisieren und das Risiko für Frakturen oder Schmerzen zu reduzieren. Diese Medikamente hemmen den Knochenabbau und tragen dazu bei, die Auswirkungen von Metastasen im Skelettsystem zu minimieren.

Da metastasierter Brustkrebs über lange Zeiträume kontrolliert werden kann, nehmen viele Patientinnen über Jahre hinweg Medikamente ein. Der Körper kann sich dabei an die medikamentöse Therapie anpassen, was bedeutet, dass Resistenzen entstehen können. Die Krebszellen entwickeln Mechanismen, um den therapeutischen Effekt zu umgehen, was im Verlauf der Erkrankung dazu führen kann, dass eine Therapie an Wirksamkeit verliert. Daher ist es essenziell, die Therapie regelmäßig zu überprüfen und bei Anzeichen einer Progression oder Resistenz alternative Behandlungsstrategien in Betracht zu ziehen.

Durch kontinuierliche Forschung und neue Therapieansätze, darunter Immuntherapien, personalisierte Molekulartests und Kombinationstherapien, verbessern sich die Möglichkeiten, metastasierten Brustkrebs langfristig zu kontrollieren.

5.3.2. Wechsel der Therapie bei Fortschreiten der Erkrankung

Trotz der Fortschritte in der Behandlung metastasierten Brustkrebses können Tumorzellen im Verlauf der Erkrankung resistent gegenüber bestimmten Therapien werden. Diese Resistenzentwicklung stellt eine der größten Herausforderungen in der Langzeitbehandlung dar und erfordert eine flexible Anpassung der Therapie, um die Krankheitskontrolle aufrechtzuerhalten. Der Wechsel der Therapie erfolgt in Abhängigkeit vom Krankheitsverlauf, der molekularen Tumorbiologie und dem Ansprechen der Patientin auf die bisherige Behandlung.

Ein häufig angewendeter Ansatz ist der Wechsel innerhalb der Hormontherapie, insbesondere bei hormonrezeptorpositivem Brustkrebs. Wenn ein Tumor auf eine bestimmte Hormontherapie nicht mehr anspricht, kann die Umstellung von Tamoxifen auf Aromatasehemmer oder die Ergänzung mit CDK4/6-Inhibitoren helfen, die Wirksamkeit der Behandlung zu verlängern. Eine weitere Option besteht in der Verwendung von selektiven Östrogenrezeptor-Downregulatoren wie Fulvestrant, die den Östrogenrezeptor abbauen und so das Tumorwachstum weiter hemmen können.

Bei HER2-positivem Brustkrebs oder anderen zielgerichteten Therapien kann es notwendig sein, auf eine alternative Wirkstoffklasse umzusteigen. Beispielsweise kann nach einer Behandlung mit Trastuzumab ein Wechsel zu T-DM1 (Kadcyla) oder neueren HER2-Inhibitoren wie Trastuzumab-Deruxtecan erfolgen, um das Fortschreiten der Erkrankung zu verlangsamen. In manchen Fällen ist auch eine Kombination verschiedener zielgerichteter Therapien sinnvoll, um Resistenzen zu umgehen.

Wenn zielgerichtete oder hormonelle Therapien nicht mehr ausreichend wirksam sind, wird häufig auf Chemotherapie umgestellt. Dies kann entweder als Monotherapie oder in Kombination mit anderen Wirkstoffen erfolgen. Chemotherapien sind besonders bei triple-negativem Brustkrebs oder bei stark fortgeschrittener Erkrankung eine essenzielle Behandlungsoption. Dabei werden häufig Platin-basierte Medikamente oder Taxane eingesetzt, um resistente Tumorzellen zu bekämpfen.

Zur Überwindung von Resistenzen werden zunehmend Kombinationstherapien eingesetzt. Dazu gehört beispielsweise die Kombination von Hormontherapie mit CDK4/6-Inhibitoren, um das Tumorwachstum effektiver zu kontrollieren. Auch die Kombination von Immuntherapie mit Chemotherapie hat sich insbesondere beim triple-negativen Brustkrebs als vielversprechend erwiesen.

Die Entscheidung für einen Therapieumstieg basiert auf regelmäßigen bildgebenden Kontrollen und molekularen Analysen, die zeigen, ob die aktuelle Behandlung noch wirksam ist. Moderne Diagnoseverfahren wie die Liquid Biopsy ermöglichen zudem eine frühzeitige Erkennung von molekularen Veränderungen und eine Anpassung der Therapie, bevor es zu einer sichtbaren Krankheitsprogression kommt.

5.4. Bedeutung von regelmäßigen Kontrolluntersuchungen

Die langfristige Krankheitskontrolle bei metastasiertem Brustkrebs erfordert eine kontinuierliche Überwachung, um den Therapieerfolg zu beurteilen und frühzeitig auf Veränderungen im Krankheitsverlauf zu reagieren. Durch regelmäßige Kontrollen kann festgestellt werden, ob eine Behandlung weiterhin wirksam ist oder ob eine Anpassung der Therapie notwendig wird.

Ein zentraler Bestandteil der Überwachung sind bildgebende Verfahren wie Magnetresonanztomographie, Computertomographie oder PET-CT. Diese Methoden ermöglichen eine genaue Beurteilung des Tumorwachstums und die frühzeitige Erkennung neuer Metastasen. Je nach individueller Situation werden diese Untersuchungen in regelmäßigen Abständen durchgeführt, um den Krankheitsverlauf zu dokumentieren.

Ergänzend dazu liefern Blutuntersuchungen wertvolle Hinweise auf den Zustand der Erkrankung. Tumormarker wie CA 15-3 oder CEA können dabei helfen, das Ansprechen auf die Therapie zu beurteilen oder Hinweise auf eine Krankheitsprogression zu liefern. Diese Marker sind jedoch nicht bei allen Patientinnen aussagekräftig, weshalb sie immer in Kombination mit anderen Diagnostikmethoden betrachtet werden.

Eine innovative Entwicklung in der Krebsdiagnostik ist die Liquid Biopsy, eine Methode zur Analyse von zirkulierender Tumor-DNA im Blut. Diese Technik ermöglicht es, genetische Veränderungen des Tumors frühzeitig zu erkennen und potenzielle Resistenzen gegen laufende Therapien zu identifizieren. Dadurch kann eine gezielte Anpassung der Behandlung erfolgen, noch bevor sich Tumorveränderungen in der Bildgebung nachweisen lassen.

Neben technischen Untersuchungen bleiben auch klinische Untersuchungen essenziell. Ärztliche Untersuchungen helfen, Nebenwirkungen der Therapie frühzeitig zu erkennen und die Lebensqualität der Patientin zu optimieren. Insbesondere Symptome wie Schmerzen, Fatigue oder hormonelle Veränderungen müssen regelmäßig bewertet und gegebenenfalls behandelt werden, um den Alltag der Patientin möglichst wenig zu beeinträchtigen.

Ein strukturiertes Monitoring dieser verschiedenen diagnostischen Methoden ist entscheidend, um frühzeitig auf Krankheitsveränderungen zu reagieren. Durch die Kombination aus bildgebenden Verfahren, Laboranalysen und klinischen Untersuchungen kann die Therapie individuell angepasst werden, um das Fortschreiten der Erkrankung zu verhindern und die Krankheitskontrolle über lange Zeiträume hinweg aufrechtzuerhalten.

5.5 Nebenwirkungsmanagement: Umgang mit Fatigue, Übelkeit, Haarverlust, Knochenschwund

Die Langzeittherapie eines metastasierten Brustkrebses geht oft mit Nebenwirkungen einher. Diese können die Lebensqualität erheblich beeinflussen, weshalb ein gezieltes Nebenwirkungsmanagement wichtig ist.

5.5.1. Fatigue (chronische Erschöpfung)

Fatigue ist eine der häufigsten und belastendsten Nebenwirkungen bei Brustkrebspatientinnen, insbesondere während und nach einer systemischen Therapie wie Chemotherapie, Hormontherapie oder Strahlentherapie. Sie äußert sich durch anhaltende körperliche und geistige Erschöpfung, die nicht durch Schlaf oder Ruhephasen vollständig behoben werden kann. Diese chronische Müdigkeit kann die Lebensqualität erheblich beeinträchtigen und den Alltag der Patientinnen stark beeinflussen.

Eine der wirksamsten Maßnahmen zur Verbesserung der Fatigue ist leichte körperliche Aktivität. Regelmäßige Bewegung wie Spaziergänge, sanftes Yoga oder gezielte physiotherapeutische Übungen kann die Energielevels stabilisieren, die Durchblutung verbessern und das allgemeine Wohlbefinden steigern. Auch wenn es zunächst kontraintuitiv erscheinen mag, kann moderate Bewegung langfristig zu einer Reduktion der Erschöpfung beitragen, indem sie die Muskelkraft erhält und das Immunsystem unterstützt.

Zusätzlich kann eine angepasste Ernährung helfen, den Energiehaushalt zu stabilisieren. Eine ausgewogene Kost mit ausreichend Proteinen, gesunden Fetten und komplexen Kohlenhydraten kann dazu beitragen, Energieschwankungen zu minimieren. Wichtig ist auch eine ausreichende Flüssigkeitszufuhr, da Dehydrierung die Erschöpfung verstärken kann. In manchen Fällen kann eine ernährungsmedizinische Beratung sinnvoll sein, um individuelle Bedürfnisse zu berücksichtigen.

Neben körperlichen und ernährungsbezogenen Maßnahmen sind kognitive Strategien hilfreich, um mit der Fatigue besser umzugehen. Dazu gehört ein bewusstes Zeitmanagement, bei dem Pausen gezielt eingeplant werden, um Überlastung zu vermeiden. Die Priorisierung von Aufgaben und die Delegation von Alltagsaktivitäten können dazu beitragen, Energiereserven effizienter zu nutzen. Auch Entspannungstechniken wie Achtsamkeitsübungen oder Meditation können helfen, den Stresspegel zu senken und die mentale Belastung zu reduzieren.

Fatigue ist ein komplexes Phänomen, das individuell unterschiedlich ausgeprägt sein kann. Daher ist es wichtig, dass Patientinnen gemeinsam mit ihren behandelnden Ärztinnen und Ärzten personalisierte Maßnahmen entwickeln, um den Alltag trotz Erschöpfung bestmöglich zu gestalten.

5.5.2. Übelkeit und Appetitlosigkeit

Übelkeit gehört zu den häufigsten und belastendsten Nebenwirkungen einer Chemotherapie. Sie kann durch eine direkte Reizung des Magen-Darm-Trakts, eine Aktivierung des Brechzentrums im Gehirn oder durch eine verstärkte Freisetzung von bestimmten Botenstoffen wie Serotonin ausgelöst werden. Die richtige Behandlung und Prävention sind entscheidend, um die Lebensqualität während der Therapie zu erhalten und die Nahrungsaufnahme zu erleichtern.

Eine der wirksamsten Maßnahmen gegen chemotherapiebedingte Übelkeit ist der Einsatz von Antiemetika, also Medikamenten zur Vorbeugung und Behandlung von Übelkeit und Erbrechen. Ondansetron, ein Serotonin-Rezeptorantagonist, blockiert die Wirkung von Serotonin im Brechzentrum des Gehirns und ist besonders effektiv gegen akute Übelkeit. Metoclopramid hingegen fördert die Magenentleerung und wirkt sowohl zentral als auch peripher gegen Übelkeit. Weitere Wirkstoffe wie Aprepitant oder Dexamethason können ebenfalls eingesetzt werden, insbesondere bei verzögerter oder schwerer Übelkeit.

Neben medikamentösen Therapien können auch ernährungsbezogene Maßnahmen dazu beitragen, Übelkeit zu reduzieren. Kleine, häufige Mahlzeiten mit leicht verdaulichen Speisen sind oft besser verträglich als große Portionen, die den Magen überlasten könnten. Fettige, stark gewürzte oder sehr süße Speisen sollten möglichst vermieden werden, während neutrale Lebensmittel wie Zwieback, Reis oder gekochtes Gemüse häufig besser vertragen werden.

Natürliche Heilmittel wie Ingwer oder Pfefferminztee haben sich ebenfalls als hilfreich erwiesen. Ingwer wirkt entzündungshemmend und kann Übelkeit lindern, indem es die Magenmuskulatur entspannt und die Verdauung unterstützt. Pfefferminze hat eine beruhigende Wirkung auf den Magen-Darm-Trakt und kann helfen, Übelkeit und Blähungen zu reduzieren.

Zusätzlich können psychologische und verhaltenstherapeutische Maßnahmen wie Ablenkung, Atemtechniken oder Akupressur zur Linderung von Übelkeit beitragen. Bestimmte Entspannungsmethoden wie progressive Muskelentspannung oder Meditation können helfen, das vegetative Nervensystem zu beruhigen und das Gefühl von Übelkeit zu mindern.

Da nicht alle Patientinnen gleichermaßen auf die verschiedenen Behandlungen ansprechen, ist oft eine individuelle Anpassung der Therapie erforderlich. Die Kombination aus medikamentösen, ernährungsbezogenen und natürlichen Maßnahmen kann dazu beitragen, die Beschwerden bestmöglich zu kontrollieren und die Lebensqualität während der Chemotherapie zu erhalten.

5.5.3. Haarverlust

Haarverlust ist eine der häufigsten und emotional belastendsten Nebenwirkungen einer Chemotherapie. Er tritt auf, weil viele Chemotherapeutika nicht nur Krebszellen, sondern auch schnell wachsende gesunde Zellen, wie die der Haarfollikel, angreifen. Der Haarausfall beginnt oft innerhalb weniger Wochen nach Beginn der Therapie und kann sich auf Kopfhaare, Augenbrauen, Wimpern und Körperhaare auswirken. Während der Haarverlust meist vorübergehend ist und das Haar nach Abschluss der Behandlung wieder nachwächst, kann er psychisch stark belasten.

Eine bewährte Methode zur Milderung des Haarverlusts ist der Einsatz von Kühlkappen während der Chemotherapie. Diese speziellen Kopfhauben kühlen die Kopfhaut während der Infusion stark herunter, wodurch sich die Blutgefäße in der Kopfhaut verengen. Dadurch gelangt weniger Chemotherapeutikum zu den Haarfollikeln, was deren Schädigung verringern kann. Studien haben gezeigt, dass Kühlkappen bei bestimmten Chemotherapien den Haarverlust signifikant reduzieren können. Allerdings sprechen nicht alle Patientinnen gleichermaßen darauf an, und in manchen Fällen kann es trotz Kühlung zu einem teilweisen Haarausfall kommen.

Für viele Patientinnen sind kosmetische Alternativen wie Kopftücher, Perücken oder Mützen eine Möglichkeit, sich mit dem Haarverlust wohlzufühlen und das äußere Erscheinungsbild zu bewahren. Perücken gibt es in verschiedenen Ausführungen, von Echthaar bis zu hochwertigen Kunsthaarmodellen, die optisch kaum von natürlichem Haar zu unterscheiden sind. Einige

Krankenkassen übernehmen zumindest teilweise die Kosten für Perücken, sodass Patientinnen individuelle Optionen wählen können.

Neben äußerlichen Lösungen ist es wichtig, den Haarverlust emotional zu verarbeiten. Viele Patientinnen entscheiden sich für einen kurzgeschnittenen Haarschnitt vor Beginn der Chemotherapie, um den Übergang weniger abrupt zu gestalten. Der Austausch mit anderen Betroffenen, etwa in Selbsthilfegruppen, kann helfen, mit den Veränderungen umzugehen. Nach Abschluss der Therapie wächst das Haar in den meisten Fällen wieder nach, wobei sich Struktur und Farbe anfangs leicht verändern können.

5.5.4. Knochenschwund (Osteoporose bei Hormontherapie)

Viele Brustkrebsmedikamente, insbesondere Aromatasehemmer und GnRH-Analoga, können die Knochendichte negativ beeinflussen, indem sie den Östrogenspiegel senken. Da Östrogen eine entscheidende Rolle im Knochenstoffwechsel spielt, kann sein Mangel zu einem verstärkten Knochenabbau führen und das Risiko für Osteoporose sowie Knochenbrüche erhöhen. Besonders postmenopausale Frauen oder Patientinnen, die über einen längeren Zeitraum hormonmodulierende Therapien erhalten, sind davon betroffen. Präventive Maßnahmen sind daher essenziell, um die Knochengesundheit zu erhalten und langfristige Komplikationen zu vermeiden.

Eine wirksame Strategie zur Stabilisierung der Knochensubstanz ist die Einnahme von Bisphosphonaten oder Denosumab. Bisphosphonate wie Zoledronsäure oder Alendronat hemmen die Aktivität der knochenabbauenden Osteoklasten und tragen dazu bei, den Knochenabbau zu verlangsamen. Denosumab, ein monoklonaler Antikörper, blockiert den RANKL-Signalweg, der für die Knochenresorption verantwortlich ist, und bietet eine effektive Alternative für Patientinnen, die Bisphosphonate nicht vertragen. Beide Wirkstoffe haben zudem den zusätzlichen Vorteil, dass sie das Risiko für Knochenmetastasen bei Brustkrebs reduzieren können.

Neben medikamentösen Maßnahmen sind Vitamin D- und Kalzium-Supplemente entscheidend für die Knochengesundheit. Vitamin D fördert die Kalziumaufnahme im Darm und trägt zur Mineralisierung des Knochens bei, während eine ausreichende Kalziumzufuhr notwendig ist, um die Knochenstabilität zu gewährleisten. Da viele Brustkrebspatientinnen einen niedrigen Vitamin-D-Spiegel aufweisen, wird häufig eine gezielte Substitution empfohlen, um den Knochenabbau zu verlangsamen.

Ein weiterer wichtiger Faktor ist regelmäßige Bewegung, insbesondere Krafttraining. Gewichtstragende Übungen wie Krafttraining, Spaziergänge oder Yoga können helfen, die Knochenstruktur zu stärken und das Risiko für Osteoporose zu verringern. Auch Gleichgewichtstraining und Koordinationsübungen können sinnvoll sein, um Stürzen vorzubeugen und so das Frakturrisiko zu minimieren.

Durch die Kombination aus medikamentöser Therapie, gezielter Nährstoffzufuhr und körperlicher Aktivität kann der Knochenschwund bei Brustkrebspatientinnen effektiv reduziert werden. Regelmäßige Knochendichtemessungen (DXA-Scans) sind zudem eine wichtige Maßnahme, um Veränderungen frühzeitig zu erkennen und die Therapie entsprechend anzupassen.

5.6 Psychosoziale Aspekte: Der Umgang mit einer unheilbaren Diagnose

Die Diagnose eines metastasierten Brustkrebses ist für viele Patientinnen mit einer enormen psychischen Belastung verbunden. Die Konfrontation mit einer unheilbaren Erkrankung löst oft starke Ängste, Unsicherheiten und depressive Verstimmungen aus. Die Ungewissheit über den Krankheitsverlauf, die Auswirkungen der Therapie und die Veränderungen im Alltag können die emotionale Stabilität erheblich beeinträchtigen. Neben der körperlichen Behandlung ist daher auch die psychische Bewältigung von zentraler Bedeutung, um die Lebensqualität so weit wie möglich zu erhalten.

Eine der wichtigsten Unterstützungsmaßnahmen ist die psychoonkologische Betreuung, die speziell darauf ausgerichtet ist, Patientinnen bei der Verarbeitung der Diagnose und den damit verbundenen emotionalen Herausforderungen zu helfen. Psychoonkologen bieten individuelle Gespräche an, um Ängste, Sorgen und depressive Symptome zu lindern. Durch therapeutische Techniken wie kognitive Verhaltenstherapie können negative Gedankenkreisläufe durchbrochen werden, sodass ein konstruktiver Umgang mit der Erkrankung möglich wird. Viele Kliniken und Krebszentren bieten psychoonkologische Begleitung als festen Bestandteil der Krebstherapie an.

Neben professioneller Unterstützung können Achtsamkeits- und Entspannungstechniken helfen, die psychische Belastung zu reduzieren. Meditation, Atemübungen und progressive Muskelentspannung tragen dazu bei, das Stressniveau zu senken und eine innere Balance zu finden. Achtsamkeitstechniken helfen Patientinnen, sich auf den gegenwärtigen Moment zu konzentrieren und nicht von Zukunftsängsten überwältigt zu werden. Auch kreative Ausdrucksformen wie Tagebuchschreiben, Malen oder Musiktherapie können dabei unterstützen, Emotionen zu verarbeiten.

Soziale Unterstützung spielt eine entscheidende Rolle in der Krankheitsbewältigung. Der Austausch mit Familie, Freunden oder Selbsthilfegruppen kann emotionale Entlastung bieten und verhindern, dass sich Patientinnen isoliert fühlen. Selbsthilfegruppen ermöglichen es, Erfahrungen mit anderen Betroffenen zu teilen und neue Perspektiven im Umgang mit der Erkrankung zu gewinnen. Angehörige können durch ein verständnisvolles

Umfeld und praktische Unterstützung im Alltag dazu beitragen, den psychischen Druck zu mindern.

Der Umgang mit einer unheilbaren Erkrankung ist eine individuelle Herausforderung, für die es keine allgemeingültige Lösung gibt. Manche Patientinnen entwickeln mit der Zeit eine neue Lebensperspektive, indem sie ihre Prioritäten überdenken und bewusst Momente der Freude und Erfüllung suchen. Palliative Konzepte zielen nicht nur auf die Linderung körperlicher Symptome ab, sondern auch darauf, das seelische Wohlbefinden zu stärken und Patientinnen ein möglichst selbstbestimmtes Leben zu ermöglichen.

Durch eine Kombination aus psycho-onkologischer Betreuung, achtsamen Lebensstrategien und sozialer Unterstützung kann der psychische Umgang mit metastasiertem Brustkrebs erleichtert werden. Zukünftige Entwicklungen in der integrativen Medizin könnten noch gezieltere Ansätze zur psychischen Begleitung von Krebspatientinnen bieten und so zu einer verbesserten Lebensqualität trotz der Diagnose beitragen.

***

Metastasierter Brustkrebs ist heute in vielen Fällen eine chronische Erkrankung, die über Jahre oder Jahrzehnte kontrolliert werden kann. Eine Kombination aus moderner Therapie, regelmäßiger Kontrolle und einem gezielten Management von Nebenwirkungen kann vielen Betroffenen ein langes und weitgehend normales Leben ermöglichen. Die psychosoziale Unterstützung spielt dabei eine ebenso zentrale Rolle wie die medizinische Therapie.

6. Einfluss von Ernährung und Lebensstil auf die Prognose

Die Prognose bei Brustkrebs wird nicht nur durch medizinische Behandlungen wie Operation, Chemotherapie oder Hormontherapie beeinflusst, sondern auch durch individuelle Lebensstilfaktoren. Während lange Zeit die Bedeutung von Ernährung, Bewegung und Stressbewältigung in der Onkologie unterschätzt wurde, zeigen moderne wissenschaftliche Untersuchungen, dass diese Faktoren entscheidend dazu beitragen können, das Rückfallrisiko zu reduzieren, das allgemeine Wohlbefinden zu verbessern und die Nebenwirkungen der Therapie zu lindern.

In diesem Kapitel werden die neuesten wissenschaftlichen Erkenntnisse zu den Themen Ernährung, Bewegung, Stressmanagement und der Einfluss von Umweltfaktoren auf die Prognose von Brustkrebspatientinnen dargestellt.

6.1 Evidenzbasierte Ernährungsempfehlungen: antientzündliche und antioxidative Konzepte

Die Rolle der Ernährung bei Krebs ist ein intensiv erforschtes Thema, und zahlreiche Studien zeigen, dass eine gezielte Ernährungsweise dazu beitragen kann, die Prognose von Brustkrebs zu verbessern. Es gibt jedoch keine einzelne "Krebsdiät", sondern vielmehr Ernährungsmuster, die nachweislich positive Effekte auf den Krankheitsverlauf haben.

6.1.1. Antientzündliche Ernährung und Krebs

Chronische Entzündungen spielen eine bedeutende Rolle im Fortschreiten vieler Krebserkrankungen, einschließlich Brustkrebs. Sie fördern die Zellproliferation, begünstigen die

Metastasierung und können die Effektivität bestimmter Therapien beeinträchtigen. Entzündungshemmende Ernährung kann dazu beitragen, diese Prozesse zu verlangsamen und das allgemeine Wohlbefinden zu verbessern. Bestimmte Lebensmittel enthalten bioaktive Substanzen, die entzündungshemmend wirken und möglicherweise das Fortschreiten der Erkrankung positiv beeinflussen.

- Omega-3-Fettsäuren sind für ihre stark entzündungshemmenden Eigenschaften bekannt und kommen in fettreichen Fischen wie Lachs, Makrele und Hering vor. Auch pflanzliche Quellen wie Walnüsse, Chiasamen und Leinsamen enthalten Alpha-Linolensäure, eine Vorstufe der entzündungshemmenden Omega-3-Fettsäuren. Diese Fettsäuren wirken, indem sie die Produktion entzündungsfördernder Moleküle wie Prostaglandine und Zytokine reduzieren.
- Grünes Blattgemüse wie Spinat, Grünkohl und Brokkoli ist reich an Antioxidantien, sekundären Pflanzenstoffen und Vitaminen, die entzündungshemmende Effekte haben. Besonders Kreuzblütler-Gemüse enthält Sulforaphan, eine Verbindung, die in Studien eine wachstumshemmende Wirkung auf Krebszellen gezeigt hat.
- Beeren wie Blaubeeren, Himbeeren und Brombeeren enthalten eine hohe Konzentration an Polyphenolen, darunter Anthocyane und Flavonoide. Diese bioaktiven Verbindungen haben starke antioxidative Eigenschaften und helfen, freie Radikale zu neutralisieren, die Entzündungsprozesse in Tumorzellen fördern können.
- Kurkuma, insbesondere der darin enthaltene Wirkstoff Curcumin, hat nachweislich entzündungshemmende und potenziell krebshemmende Eigenschaften. Curcumin kann Signalwege beeinflussen, die an der Tumorprogression beteiligt sind, und die Aktivität von Entzündungsmediatoren wie NF-κB reduzieren. Die

Bioverfügbarkeit von Curcumin kann durch die Kombination mit schwarzem Pfeffer (Piperin) verbessert werden.

- Nüsse und Samen wie Mandeln, Walnüsse und Leinsamen enthalten wertvolle ungesättigte Fettsäuren, Polyphenole und Mikronährstoffe, die entzündungshemmend wirken. Leinsamen sind zudem eine der besten pflanzlichen Quellen für Lignane, eine Gruppe von Phytoöstrogenen, die potenzielle schützende Effekte auf hormonabhängige Tumore haben könnten.

Durch eine gezielt entzündungshemmende Ernährung können Krebspatientinnen möglicherweise ihr allgemeines Wohlbefinden verbessern und den Einfluss chronischer Entzündungen auf das Fortschreiten der Erkrankung reduzieren. Während Ernährung allein keine Krebsbehandlung ersetzen kann, wird sie zunehmend als unterstützende Maßnahme betrachtet, die in eine ganzheitliche Therapie eingebunden werden kann.

6.1.2. Antioxidantien und Zellschutz

Oxidativer Stress spielt eine entscheidende Rolle bei der Krebsentstehung und -progression. Freie Radikale, die durch Stoffwechselprozesse, Umweltfaktoren oder bestimmte Behandlungen entstehen, können die DNA schädigen und Mutationen hervorrufen, die das Wachstum von Krebszellen begünstigen. Antioxidantien wirken als Schutzstoffe, indem sie freie Radikale neutralisieren und Zellschäden begrenzen.

- Vitamin C ist eines der bekanntesten Antioxidantien und kommt reichlich in Zitrusfrüchten, Paprika und Kiwis vor. Es stärkt das Immunsystem, fördert die Kollagenbildung und schützt Zellen vor oxidativem Stress.

- Vitamin E, das in Mandeln, Avocados und Sonnenblumenkernen enthalten ist, wirkt als fettlösliches Antioxidans, das die Zellmembranen stabilisiert und vor oxidativen Schäden schützt.
- Selen ist ein essenzielles Spurenelement mit antioxidativen Eigenschaften, das in Paranüssen, Fisch und Vollkornprodukten vorkommt. Es trägt zur Enzymaktivität bei, die Zellen vor freien Radikalen schützt, und wird mit einer möglichen Reduktion des Krebsrisikos in Verbindung gebracht.
- Carotinoide wie Beta-Carotin aus Karotten, Lykopin aus Tomaten oder Lutein aus grünem Gemüse haben eine stark antioxidative Wirkung und sind in vielen pflanzlichen Lebensmitteln enthalten. Sie schützen die Zellen vor DNA-Schäden und fördern gesunde Zellfunktionen.

Neben einer antioxidativen Ernährung ist es ebenso wichtig, potenziell krebsfördernde Nahrungsmittel zu reduzieren oder zu meiden.

- Verarbeitetes Fleisch, wie Wurstwaren oder Schinken, enthält Nitrosamine und andere krebserregende Substanzen, die durch Konservierungsmethoden oder die industrielle Verarbeitung entstehen. Ein hoher Konsum dieser Produkte wird mit einem erhöhten Krebsrisiko in Verbindung gebracht.
- Zuckerreiche Lebensmittel können den Insulinspiegel erhöhen und die Ausschüttung von Wachstumsfaktoren wie IGF-1 (Insulin-like Growth Factor 1) fördern, die in einigen Studien mit der Krebsentstehung in Verbindung gebracht wurden. Eine stark zuckerhaltige Ernährung kann zudem Entzündungsprozesse begünstigen, die das Tumorwachstum beeinflussen können.
- Industriefette und Transfette, die in frittierten, hochverarbeiteten Lebensmitteln und Margarinen enthalten

sind, erhöhen systemische Entzündungen im Körper und können die Zellmembranen schädigen. Diese Fette stehen im Verdacht, das Risiko für verschiedene chronische Erkrankungen, einschließlich Krebs, zu erhöhen.

Eine bewusste Ernährung mit einem hohen Anteil an antioxidativen Lebensmitteln und der Vermeidung potenziell schädlicher Nahrungsmittel kann als unterstützende Maßnahme in der Krebsprävention und -therapie dienen. Während Ernährung allein keine Krebserkrankung verhindern oder heilen kann, spielt sie eine wesentliche Rolle bei der Förderung der allgemeinen Gesundheit und der Reduzierung von Risikofaktoren.

6.2 Bedeutung des Körpergewichts: Adipositas als Risikofaktor

Übergewicht und Adipositas sind erwiesene Risikofaktoren für die Entstehung und das Fortschreiten von Brustkrebs. Zahlreiche Studien belegen, dass Frauen mit einem erhöhten Body-Mass-Index (BMI) ein gesteigertes Risiko für Rückfälle sowie eine schlechtere Prognose aufweisen. Besonders nach der Menopause ist Übergewicht mit einer höheren Brustkrebsinzidenz und einer geringeren Überlebensrate assoziiert. Dies liegt kurz gefasst daran, dass überschüssiges Körperfett biologische Prozesse beeinflusst, die das Tumorwachstum begünstigen.

Ein zentraler Mechanismus ist dabei die Östrogenproduktion im Fettgewebe. Nach der Menopause wird Östrogen nicht mehr primär in den Eierstöcken, sondern verstärkt im Fettgewebe durch die Umwandlung von Androgenen in Östrogene gebildet. Ein hoher Körperfettanteil führt somit zu einem erhöhten Östrogenspiegel, der insbesondere das Wachstum hormonabhängiger Brusttumoren fördern kann.

Zusätzlich erzeugt überschüssiges Fettgewebe chronische Entzündungen, die das Tumorwachstum weiter begünstigen. Fettzellen setzen entzündungsfördernde Botenstoffe wie Interleukin-6 (IL-6) und Tumornekrosefaktor-Alpha (TNF-α) frei, die zu einer verstärkten Zellproliferation und einer veränderten Immunantwort führen. Dieser dauerhafte Entzündungszustand kann die Entwicklung von Krebszellen erleichtern und deren Widerstandsfähigkeit gegen Therapien erhöhen.

Ein weiterer Faktor ist die Insulinresistenz und die erhöhte Ausschüttung von Wachstumsfaktoren wie Insulin-like Growth Factor 1 (IGF-1). Übergewichtige Personen weisen oft einen erhöhten Insulinspiegel auf, da ihr Körper mehr Insulin produzieren muss, um eine normale Blutzuckerverwertung zu gewährleisten. Insulin und IGF-1 können jedoch gleichzeitig das Wachstum von Krebszellen fördern, indem sie Signalwege aktivieren, die Zellteilung und Metastasierung unterstützen.

Ein gesundes Körpergewicht kann durch eine langfristige Kombination aus ausgewogener Ernährung und regelmäßiger Bewegung erreicht werden.

Eine bewusste Ernährungsweise kann dazu beitragen, kalorienreiche und nährstoffarme Lebensmittel zu reduzieren. Der Verzicht auf raffinierten Zucker, gesättigte Fette und hochverarbeitete Lebensmittel hilft, Insulinspiegel zu stabilisieren und Entzündungen zu reduzieren. Eine Ernährung, die reich an Gemüse, Hülsenfrüchten, Vollkornprodukten, gesunden Fetten und magerem Eiweiß ist, unterstützt nicht nur das Gewichtsmanagement, sondern liefert auch essenzielle Nährstoffe, die das Immunsystem stärken.

Langfristig sind nachhaltige Strategien für das Gewichtsmanagement entscheidend. Diäten mit drastischen Kalorienrestriktionen sind oft nicht effektiv und können zu Muskelabbau oder einem Jojo-Effekt führen. Stattdessen sollte eine dauerhafte Ernährungsumstellung angestrebt werden, die eine gesunde

Kalorienzufuhr mit einer ausgewogenen Makronährstoffverteilung kombiniert.

6.3 Sport und Bewegung: positive Effekte auf Immunsystem und Stoffwechsel

Regelmäßige körperliche Aktivität hat nachweislich positive Effekte auf die Prognose von Brustkrebs. Studien zeigen, dass Bewegung das Fortschreiten der Erkrankung verlangsamen und das Rückfallrisiko senken kann. Neben den allgemeinen gesundheitlichen Vorteilen wirkt sich Sport direkt auf biologische Prozesse aus, die an der Krebsentstehung und -progression beteiligt sind.

Ein wesentlicher Mechanismus ist die Reduktion von chronischen Entzündungen. Körperliche Aktivität führt zu einer Senkung entzündungsfördernder Zytokine wie Interleukin-6 (IL-6) und Tumornekrosefaktor-Alpha (TNF-α), die das Tumorwachstum fördern können. Indem Bewegung diese entzündlichen Prozesse moduliert, trägt sie zur Hemmung der Krebszellproliferation bei.

Zudem verbessert regelmäßige Bewegung die Regulation des Blutzuckerspiegels. Übergewicht und eine unausgewogene Ernährung können zu erhöhten Insulin- und IGF-1-Spiegeln führen, die das Wachstum von Krebszellen stimulieren. Sport steigert die Insulinsensitivität und hilft, den Blutzuckerspiegel stabil zu halten, wodurch das insulinvermittelte Zellwachstum reduziert wird.

Ein weiterer wichtiger Effekt ist die Stärkung der Immunfunktion. Durch Bewegung werden Immunzellen wie natürliche Killerzellen und T-Lymphozyten aktiviert, die Krebszellen effektiver erkennen und eliminieren können. Die verbesserte Immunantwort trägt dazu bei, das Tumorwachstum zu bremsen und die Wirksamkeit der Krebstherapie zu unterstützen.

Verschiedene Bewegungsarten haben unterschiedliche Vorteile und sollten individuell an die Belastbarkeit und den Gesundheitszustand der Patientin angepasst werden.

Ausdauertraining, wie Gehen, Schwimmen oder Radfahren, stärkt die Herz-Kreislauf-Funktion, verbessert die Sauerstoffversorgung der Gewebe und trägt dazu bei, das allgemeine Energielevel zu steigern.

Krafttraining, beispielsweise leichtes Hanteltraining oder Übungen mit dem eigenen Körpergewicht, hilft, den Muskelerhalt zu unterstützen. Besonders unter einer Hormontherapie, die mit Knochendichteverlust und Muskelabbau einhergehen kann, ist gezieltes Krafttraining essenziell, um die körperliche Funktion aufrechtzuerhalten.

Yoga und Tai Chi bieten eine Kombination aus sanfter Bewegung und Stressreduktion, was sich positiv auf das allgemeine Wohlbefinden und das Immunsystem auswirken kann. Diese Methoden fördern die Körperwahrnehmung, verbessern die Flexibilität und können helfen, die Nebenwirkungen der Krebstherapie, wie Fatigue oder Angstzustände, zu lindern.

Selbst moderate Bewegung mit mindestens 150 Minuten pro Woche, also etwa 30 Minuten an fünf Tagen, kann bereits einen spürbaren positiven Effekt auf die Prognose haben. Regelmäßige Aktivität unterstützt nicht nur die Krankheitskontrolle, sondern steigert auch die Lebensqualität, reduziert Therapie-Nebenwirkungen und trägt zu einer besseren körperlichen und emotionalen Stabilität bei.

6.4 Bedeutung von Stressmanagement und Achtsamkeit

Chronischer Stress kann das Immunsystem schwächen und hormonelle Prozesse aktivieren, die das Tumorwachstum begünstigen. Anhaltender psychischer Druck führt zur vermehrten

Ausschüttung von Stresshormonen wie Cortisol und Adrenalin, die Entzündungsreaktionen verstärken, die Zellproliferation fördern und die Immunabwehr gegen Krebszellen beeinträchtigen können. Zudem kann Stress die Ausschüttung von Wachstumsfaktoren wie VEGF und IGF-1 begünstigen, die die Tumorangiogenese und das Fortschreiten der Erkrankung unterstützen. Daher ist ein effektives Stressmanagement ein essenzieller Bestandteil eines gesundheitsfördernden Lebensstils und kann zur Verbesserung der Prognose beitragen.

Meditation und Achtsamkeitstraining sind bewährte Techniken, um Stress abzubauen und die psychische Widerstandskraft zu stärken. Achtsamkeitsbasierte Methoden, wie Mindfulness-Based Stress Reduction, helfen, negative Gedankenmuster zu durchbrechen und sich auf den gegenwärtigen Moment zu konzentrieren. Studien zeigen, dass regelmäßige Meditation Angstzustände reduzieren und das Wohlbefinden steigern kann.

Atemtechniken und progressive Muskelentspannung sind weitere wirksame Methoden, um physiologische Stressreaktionen zu senken. Kontrollierte tiefe Atmung kann das Nervensystem beruhigen, indem sie den Parasympathikus aktiviert, wodurch Blutdruck und Herzfrequenz gesenkt werden. Die progressive Muskelentspannung nach Jacobson kombiniert bewusste Muskelanspannung und -entspannung, um körperliche Anspannung zu lösen und innere Ruhe zu fördern.

Soziale Unterstützung spielt eine wesentliche Rolle bei der Stressbewältigung. Der Austausch mit Familie, Freunden oder Selbsthilfegruppen kann emotionale Belastungen verringern und das Gefühl sozialer Isolation vermeiden. Das Sprechen über Ängste und Sorgen hilft, psychischen Druck abzubauen, während das Erleben von Verbundenheit und Unterstützung das psychische Wohlbefinden stärkt.

Langfristig kann eine Kombination aus mentalen, physischen und sozialen Strategien dabei helfen, Stress abzubauen und die innere Widerstandskraft zu stärken. Neben traditionellen Entspannungsmethoden können auch Bewegung, kreative Aktivitäten oder Naturaufenthalte als Stresspuffer dienen. Die Integration solcher Maßnahmen in den Alltag kann nicht nur die psychische Gesundheit verbessern, sondern auch dazu beitragen, das Immunsystem zu stärken und eine stabile Krankheitskontrolle zu fördern.

6.5 Rauchen, Alkohol und Umweltfaktoren – Einfluss auf die Prognose

6.5.1. Rauchen und Brustkrebs

Obwohl Rauchen in erster Linie mit Lungenkrebs in Verbindung gebracht wird, zeigen Studien, dass es auch das Risiko für Brustkrebs erhöhen kann. Besonders Frauen mit Hormonrezeptorpositiven Tumoren sind betroffen, da Rauchen den Hormonstoffwechsel beeinflusst und die Wirksamkeit von Hormontherapien wie Tamoxifen oder Aromatasehemmern reduzieren kann.

Tabakrauch enthält karzinogene Substanzen, darunter polyzyklische aromatische Kohlenwasserstoffe und Nitrosamine, die DNA-Schäden verursachen und die Zellteilung unkontrolliert fördern können. Diese Stoffe können oxidative Schäden in Brustgeweben begünstigen und zur Entstehung von Mutationen beitragen.

Ein weiterer Mechanismus ist die Beeinflussung des Östrogenstoffwechsels. Rauchen kann den Abbau von Östrogen in der Leber beschleunigen und zu einer ungleichmäßigen Verteilung hormoneller Signalwege führen. Dies kann dazu führen, dass hormonabhängige Tumoren aggressiver wachsen oder sich Therapieresistenzen schneller entwickeln.

Rauchen verschlechtert zudem die Prognose bei bereits diagnostiziertem Brustkrebs. Es kann die Sauerstoffversorgung des Gewebes verringern, Entzündungsprozesse verstärken und die Wundheilung nach Operationen oder Strahlentherapie beeinträchtigen.

Das Aufhören mit dem Rauchen hat sowohl für die Krebsprävention als auch für die Prognose von Brustkrebspatientinnen erhebliche Vorteile. Studien zeigen, dass sich das Risiko für Komplikationen nach einer Krebstherapie verringert und die Gesamtüberlebensrate verbessert wird. Selbst nach einer Krebsdiagnose kann ein Rauchstopp die Therapieeffektivität erhöhen und das Risiko für Rezidive oder Zweittumoren reduzieren.

6.5.2. Alkoholkonsum und Brustkrebs

Schon moderate Mengen Alkohol können das Brustkrebsrisiko erhöhen, da Alkohol in verschiedene hormonelle und metabolische Prozesse eingreift, die die Krebsentstehung und -progression begünstigen können. Epidemiologische Studien zeigen, dass bereits der Konsum von einem alkoholischen Getränk pro Tag mit einem erhöhten Brustkrebsrisiko assoziiert ist. Das Risiko steigt mit der konsumierten Menge, sodass regelmäßiger oder hoher Alkoholkonsum das Erkrankungsrisiko weiter verstärkt.

Ein zentraler Mechanismus ist die Erhöhung des Östrogenspiegels. Alkohol beeinflusst die Leberfunktion, die für den Abbau von Hormonen verantwortlich ist. Dies kann dazu führen, dass Östrogene länger im Körper zirkulieren und dadurch das Wachstum von hormonabhängigen Tumoren gefördert wird. Besonders Frauen mit östrogenrezeptorpositivem Brustkrebs könnten daher empfindlicher auf die negativen Effekte von Alkohol reagieren.

Ein weiterer Risikofaktor sind krebserregende Metabolite, die bei der Verstoffwechselung von Alkohol entstehen. Ethanol wird in der Leber zu Acetaldehyd umgewandelt, einer Substanz, die direkt DNA-Schäden verursachen und die normale Zellfunktion beeinträchtigen kann. Acetaldehyd fördert zudem oxidative Prozesse, die die Zellalterung beschleunigen und die Wahrscheinlichkeit für genetische Mutationen erhöhen.

Zusätzlich kann Alkohol die Entgiftungsmechanismen des Körpers schwächen, indem er die antioxidative Kapazität reduziert und Entzündungsprozesse fördert. Diese Faktoren begünstigen die Zellproliferation und können das Fortschreiten eines bestehenden Tumors beschleunigen.

Da ein Zusammenhang zwischen Alkoholkonsum und Brustkrebsrisiko besteht, wird Frauen – insbesondere mit familiärer Vorbelastung oder bereits bestehender Diagnose – empfohlen, den Alkoholkonsum zu reduzieren oder ganz zu vermeiden. Wer dennoch gelegentlich Alkohol konsumiert, sollte dies in Maßen tun und vorzugsweise auf niedrigprozentige Getränke setzen.

6.5.3. Umweltfaktoren und Brustkrebs

Umweltfaktoren spielen eine zunehmend anerkannte Rolle in der Krebsentstehung und -progression. Bestimmte Chemikalien können als endokrine Disruptoren wirken, das Hormonsystem beeinflussen und somit das Brustkrebsrisiko erhöhen. Auch langfristige Exposition gegenüber Luftverschmutzung und anderen Umweltgiften kann das allgemeine Krebsrisiko steigern.

Viele industrielle Chemikalien, Weichmacher, Pestizide und Schwermetalle enthalten Verbindungen, die als endokrine Disruptoren wirken. Diese Substanzen können die natürlichen Hormone des Körpers nachahmen oder blockieren, was besonders bei hormonabhängigen Tumoren wie Brustkrebs problematisch ist.

Zu den bekanntesten hormonaktiven Umweltgiften gehören Bisphenol A (BPA), das in Plastikverpackungen vorkommt, sowie Pestizidrückstände in konventionellen Lebensmitteln. Diese Stoffe können in den Hormonhaushalt eingreifen, die Östrogenrezeptoren aktivieren und somit das Tumorwachstum indirekt fördern.

Um das Risiko zu minimieren, wird empfohlen:

- Lebensmittel aus biologischem Anbau zu bevorzugen, da diese weniger Pestizidrückstände enthalten.
- Plastikverpackungen und beschichtete Dosen zu meiden, um den Kontakt mit BPA und anderen Weichmachern zu reduzieren.
- Glas- und Edelstahlbehälter statt Plastik für die Aufbewahrung von Lebensmitteln zu verwenden.
- Haushalts- und Kosmetikprodukte ohne hormonaktive Substanzen wie Parabene oder Phthalate auszuwählen.

Langfristige Exposition gegenüber Luftverschmutzung, insbesondere Feinstaub (PM2.5), Stickoxiden und polyzyklischen aromatischen Kohlenwasserstoffen, wird zunehmend mit einem erhöhten Krebsrisiko in Verbindung gebracht. Studien zeigen, dass Menschen, die in Gebieten mit hoher Umweltverschmutzung leben, ein erhöhtes Risiko für Brustkrebs aufweisen könnten.

Luftschadstoffe können:

- Oxidativen Stress und DNA-Schäden fördern.
- Entzündliche Prozesse im Körper verstärken, die das Tumorwachstum begünstigen.
- Schwermetalle und Umweltgifte enthalten, die das Hormonsystem stören können.

Zur Reduktion der Schadstoffbelastung können Maßnahmen wie Luftfilter für Innenräume, der Aufenthalt in weniger belasteten Gebieten sowie die Reduzierung von Autoabgas-Exposition beitragen.

***

Ein gesunder Lebensstil mit einer antientzündlichen Ernährung, regelmäßiger Bewegung, Stressmanagement und der Vermeidung von Risikofaktoren kann die Prognose bei Brustkrebs erheblich verbessern. Patientinnen sollten diesen Aspekten ebenso viel Bedeutung beimessen wie der medizinischen Therapie, da sie aktiv zur Verbesserung ihrer Lebensqualität und langfristigen Überlebenschancen beitragen können.

7. Psychologische Bewältigungsstrategien

Eine Krebsdiagnose stellt einen tiefen Einschnitt in das Leben der Betroffenen dar. Sie verändert nicht nur den Körper, sondern auch das emotionale Erleben, das Selbstbild und die Zukunftsplanung. Besonders bei einer chronischen Krebserkrankung oder einer metastasierten Situation sind Patientinnen mit einer Vielzahl psychologischer Herausforderungen konfrontiert. Angst, Unsicherheit, depressive Verstimmungen und emotionale Erschöpfung sind häufige Begleiter der Erkrankung.

Trotz moderner medizinischer Fortschritte bleibt Krebs eine existenziell bedrohliche Erkrankung, die nicht nur körperlich, sondern auch seelisch bewältigt werden muss. Die psychische Gesundheit spielt eine entscheidende Rolle für die Lebensqualität und kann sich sogar auf den Krankheitsverlauf auswirken. Studien zeigen, dass Patientinnen mit einer stabilen psychischen Verfassung besser mit den Belastungen der Krankheit umgehen können, sich eher an Therapiepläne halten und ihre Prognose möglicherweise verbessern.

In diesem Kapitel werden psychologische Bewältigungsstrategien ausführlich beschrieben, um Patientinnen und ihren Angehörigen konkrete Hilfestellungen an die Hand zu geben.

7.1 Psychologische Belastung einer chronischen Krebserkrankung

Die Diagnose einer chronischen oder metastasierten Krebserkrankung stellt Betroffene vor eine lebenslange Auseinandersetzung mit der Krankheit. Während viele Erkrankungen auf Heilung abzielen, bleibt Krebs in diesen Fällen oft eine dauerhafte Herausforderung, die physische, emotionale und soziale Belastungen mit sich bringt. Diese langfristige Unsicherheit kann zu erheblichem psychischen Stress führen, der sich auf verschiedene Weise äußert.

Eine der häufigsten Belastungen ist die Angst vor Krankheitsfortschritt oder Rückfall. Die Ungewissheit darüber, ob eine Therapie weiterhin wirkt oder ob neue Metastasen entstehen, kann stark belastend sein und zu dauerhafter Anspannung führen.

Die langen und oft anstrengenden Therapiezeiten können zu emotionaler Erschöpfung führen. Ständige medizinische Untersuchungen, Nebenwirkungen und Behandlungen hinterlassen nicht nur körperliche Spuren, sondern wirken sich auch auf die psychische Belastbarkeit aus.

Viele Patientinnen erleben Gefühle von Hilflosigkeit und Kontrollverlust, da sie das Fortschreiten der Erkrankung oft nicht selbst beeinflussen können. Dies kann zu einem Ohnmachtsgefühl führen, das die psychische Verarbeitung erschwert.

Besonders schwerwiegend sind Veränderungen des Selbstbildes. Nebenwirkungen der Krebstherapie, wie Haarverlust, Narben oder eine Brustamputation, können das Körpergefühl und das Selbstwertgefühl erheblich beeinträchtigen. Der Blick in den Spiegel wird für viele zur Herausforderung, da sie sich mit einer neuen, ungewohnten körperlichen Realität auseinandersetzen müssen.

Hinzu kommt die Gefahr der sozialen Isolation, da eine eingeschränkte Teilnahme am Berufs- oder Alltagsleben oft nicht vermeidbar ist. Die Erkrankung kann dazu führen, dass soziale Kontakte seltener werden, weil sich Patientinnen aus dem öffentlichen Leben zurückziehen oder aufgrund von Fatigue und anderen Nebenwirkungen weniger aktiv sind.

Die emotionale Reaktion auf eine Krebsdiagnose ist individuell und kann sich im Laufe der Erkrankung verändern. Während manche Patientinnen über längere Zeit psychisch stabil bleiben, erleben andere depressive Episoden oder Angststörungen. Die psychische Belastung kann phasenweise schwanken, etwa in Zeiten von Therapieentscheidungen, nach schlechten Untersuchungsergebnissen oder bei Rückfällen.

Es ist essenziell, diese Belastungen nicht zu unterschätzen und sich frühzeitig Unterstützung zu holen. Psychoonkologische Betreuung kann helfen, Ängste zu verarbeiten und Strategien zur Bewältigung der emotionalen Herausforderungen zu entwickeln. Gesprächstherapie, Achtsamkeitstraining und soziale Unterstützung durch Familie, Freunde oder Selbsthilfegruppen spielen eine wichtige Rolle, um die psychische Resilienz zu stärken.

Jede Patientin geht anders mit der Diagnose um, doch der Zugang zu geeigneten Unterstützungsangeboten kann dabei helfen, einen Weg zu finden, mit der Erkrankung zu leben, ohne dass sie das gesamte Leben bestimmt. Langfristige psychologische Begleitung kann dazu beitragen, den Fokus auf die Lebensqualität zu legen und individuelle Ressourcen zu stärken, um trotz der Diagnose ein erfülltes Leben zu führen.

7.2 Angstbewältigung und Strategien gegen depressive Verstimmungen

Die Diagnose einer Brustkrebserkrankung bringt für viele Betroffene nicht nur körperliche, sondern auch erhebliche psychische Belastungen mit sich. Angst ist eine der häufigsten emotionalen Reaktionen auf die Krankheit und kann sich in unterschiedlichen Formen äußern. Viele Patientinnen fürchten das Fortschreiten der Erkrankung, mögliche Schmerzen oder Nebenwirkungen der Therapie, während andere tiefgreifende existenzielle Ängste vor dem Tod entwickeln. Die Ungewissheit über den weiteren Verlauf der Krankheit kann zusätzlich belasten und Gefühle der Ohnmacht hervorrufen.

Neben der Angst treten häufig depressive Verstimmungen auf. Gefühle der Hoffnungslosigkeit und Niedergeschlagenheit können den Alltag überschatten und dazu führen, dass frühere Interessen und Aktivitäten an Bedeutung verlieren. Der Verlust von Freude an alltäglichen Dingen beeinträchtigt das emotionale Wohlbefinden erheblich und erschwert die psychische Verarbeitung der Erkrankung.

Um mit der Angst umzugehen, können verschiedene Strategien hilfreich sein. Eine Möglichkeit besteht darin, negative Gedanken bewusst zu hinterfragen und durch realistischere, konstruktive Perspektiven zu ersetzen. Dies kann helfen, katastrophisierende Gedanken zu reduzieren und den Fokus auf lösbare Probleme zu richten. Atemtechniken und Meditation sind ebenfalls effektive Methoden, um das Nervensystem zu beruhigen und akute Angstsymptome zu mildern. Regelmäßige Achtsamkeitsübungen fördern das Gefühl der Selbstkontrolle und helfen, sich auf den gegenwärtigen Moment zu konzentrieren, anstatt sich von Sorgen über die Zukunft überwältigen zu lassen. Therapeutische Gespräche mit Psychoonkologen oder Psychotherapeuten können ebenfalls unterstützen, indem sie helfen, Ängste zu reflektieren und zu verarbeiten. Fachlich angeleitete Gespräche ermöglichen es, Bewältigungsstrategien zu entwickeln und emotionale Belastungen aktiv anzugehen.

Bei depressiven Verstimmungen kann es hilfreich sein, eine feste Tagesstruktur beizubehalten, um nicht in Hoffnungslosigkeit zu verfallen. Klare Routinen und kleine erreichbare Ziele tragen dazu bei, die eigene Aktivität schrittweise aufrechtzuerhalten. Körperliche Aktivität spielt ebenfalls eine zentrale Rolle. Selbst moderate Bewegung kann die Ausschüttung von Endorphinen und Serotonin fördern und depressive Symptome lindern. Spaziergänge, leichte sportliche Betätigung oder sanfte Bewegungsformen wie Yoga oder Tai Chi haben nachweislich positive Effekte auf die Stimmung. Auch soziale Kontakte sind ein wichtiger Faktor bei der Bewältigung von Depressionen. Isolation kann depressive Verstimmungen verstärken, während regelmäßige Treffen mit Familie oder Freunden emotionale Unterstützung bieten und das Gefühl der Verbundenheit stärken. Falls depressive Symptome über einen längeren Zeitraum anhalten oder stark ausgeprägt sind, kann professionelle Hilfe in Anspruch genommen werden. In schweren Fällen kann die Kombination aus Antidepressiva und Psychotherapie eine sinnvolle Option sein, um die psychische Stabilität wiederherzustellen.

7.3 Der Umgang mit Ungewissheit und existenziellen Fragen

Eine der größten Herausforderungen für Brustkrebspatientinnen ist die Ungewissheit über die Zukunft. Fragen wie die nach dem weiteren Krankheitsverlauf, der langfristigen Wirksamkeit einer Therapie oder der verbleibenden Lebenszeit können starken emotionalen Stress verursachen. Der menschliche Wunsch nach Sicherheit wird durch die Realität der Krebserkrankung oft infrage gestellt.

Eine Möglichkeit, mit dieser Ungewissheit umzugehen, besteht darin, sich bewusst auf die Gegenwart zu konzentrieren. Der bewusste Fokus auf den aktuellen Moment kann helfen, übermäßige Zukunftsängste zu reduzieren. Es kann entlastend sein, sich darauf zu fokussieren, was im Hier und Jetzt möglich ist, anstatt sich von Sorgen über unbekannte Entwicklungen leiten zu lassen. Auch die bewusste Wahrnehmung positiver Erlebnisse kann helfen, trotz aller Unsicherheiten schöne Momente im Leben zu genießen. Manche Patientinnen finden Trost in spirituellen oder philosophischen Betrachtungen, sei es durch religiöse Überzeugungen oder durch persönliche Reflexionen über den Sinn des Lebens. Gespräche mit Experten wie Palliativmedizinern oder Psychologen können ebenfalls dabei helfen, existenzielle Fragen offen zu besprechen. Der bewusste Umgang mit der Ungewissheit kann langfristig dazu beitragen, die Angst vor der Zukunft zu reduzieren und ein größeres Gefühl der inneren Stabilität zu entwickeln.

Ein starkes soziales Netzwerk ist für die psychische Gesundheit von großer Bedeutung. Studien zeigen, dass Krebspatientinnen, die emotionale Unterstützung durch Familie und Freunde erhalten, weniger unter Depressionen und Ängsten leiden und eine bessere Lebensqualität haben. Angehörige spielen eine entscheidende Rolle, indem sie emotionale Unterstützung bieten, Trost spenden und Verständnis zeigen. Darüber hinaus können sie praktische Hilfe im Alltag leisten, etwa durch Begleitung zu Arztbesuchen, Unterstützung im Haushalt oder bei der Kinderbetreuung. Soziale Integration ist ebenfalls wichtig, um Isolation zu vermeiden. Gemeinsame Unternehmungen oder Gespräche können dazu beitragen, ein Gefühl der Normalität aufrechtzuerhalten.

Viele Patientinnen profitieren zudem vom Austausch mit anderen Betroffenen in Selbsthilfegruppen. Diese ermöglichen es, Erfahrungen über Therapieoptionen und Bewältigungsstrategien auszutauschen und bieten emotionale Entlastung, da das Gefühl, nicht allein mit der Erkrankung zu sein, Trost spenden kann. Selbsthilfegruppen können auch eine Quelle der Motivation sein, insbesondere durch den Kontakt mit Langzeitüberlebenden, die Mut machen und Perspektiven aufzeigen. Solche Gruppen gibt es in vielen verschiedenen Formaten, sowohl vor Ort als auch online. Der Zugang zu einer unterstützenden Gemeinschaft kann erheblich dazu beitragen, emotionale Belastungen besser zu bewältigen und trotz der Erkrankung ein erfülltes Leben zu führen.

Ungewissheit ist ein schwer erträglicher Zustand, aber sie ist ein Teil des Lebens mit einer chronischen Erkrankung. Der bewusste Umgang mit ihr kann helfen, die Angst vor der Zukunft zu reduzieren.

7.4 Bedeutung von sozialer Unterstützung durch Familie und Freunde

Die soziale Unterstützung stellt einen der bedeutendsten Einflussfaktoren für die psychische Gesundheit dar. Wissenschaftliche Untersuchungen belegen, dass Krebspatientinnen, die über ein starkes soziales Netzwerk verfügen, weniger häufig unter depressiven Verstimmungen und Angststörungen leiden und insgesamt eine höhere Lebensqualität aufweisen. Die Familie und enge Freunde übernehmen in diesem Zusammenhang eine zentrale Rolle, indem sie auf unterschiedlichen Ebenen unterstützend wirken.

Eine der wesentlichsten Formen der Hilfe stellt die emotionale Unterstützung dar. Einfühlsames Zuhören, das Vermitteln von Trost und die kontinuierliche Demonstration von Verständnis tragen erheblich dazu bei, emotionale Belastungen zu mindern und das subjektive Wohlbefinden der betroffenen Person zu steigern. Dabei ist es von besonderer Bedeutung, dass sich die erkrankte Person ernst genommen und nicht allein gelassen fühlt.

Neben der emotionalen Zuwendung spielt auch die praktische Unterstützung eine maßgebliche Rolle. Hilfestellungen im Alltag, sei es durch Begleitung zu medizinischen Terminen, Übernahme von Haushaltstätigkeiten oder Betreuung von Kindern, können den betroffenen Personen eine erhebliche Entlastung bieten. Dadurch lassen sich nicht nur physische und psychische Belastungen reduzieren, sondern auch die Selbstbestimmung und Autonomie der erkrankten Person besser erhalten.

Ein weiterer zentraler Aspekt der sozialen Unterstützung besteht in der Förderung der sozialen Integration. Eine schwere Erkrankung kann das Risiko der sozialen Isolation erhöhen, insbesondere wenn sich die betroffene Person aus Angst vor Stigmatisierung oder aus Scham zurückzieht. Um dem entgegenzuwirken, ist es entscheidend, dass Freunde und Familie aktiv gemeinsame Unternehmungen ermöglichen, regelmäßig Gespräche führen und der betroffenen Person das Gefühl vermitteln, weiterhin als gleichwertiges Mitglied des sozialen Umfelds wahrgenommen zu werden. Ein kontinuierlicher sozialer Austausch kann das Gefühl von Normalität bewahren und damit zur psychischen Stabilität beitragen.

7.5 Psycho-onkologische Therapieformen und ihre Wirksamkeit

Die Psycho-onkologie stellt ein spezialisiertes Fachgebiet dar, das sich mit der psychischen Verarbeitung von Krebserkrankungen und den damit verbundenen Belastungen befasst. Da eine Krebsdiagnose nicht nur physische, sondern auch erhebliche psychische Herausforderungen mit sich bringt, ist eine gezielte psychologische Betreuung von großer Bedeutung, um Ängste, Sorgen und emotionale Belastungen zu bewältigen. Verschiedene therapeutische Ansätze haben sich als wirksam erwiesen, um Patientinnen in diesem Prozess zu unterstützen.

Ein bedeutender Bestandteil psycho-onkologischer Interventionen ist die psychotherapeutische Begleitung durch Gesprächstherapien. In diesem Rahmen erhalten Patientinnen die Möglichkeit, ihre Ängste, Sorgen und belastenden Gedanken in einem geschützten Umfeld zu verbalisieren. Durch empathische Begleitung und strukturierte therapeutische Gespräche können belastende Emotionen verarbeitet und neue Perspektiven entwickelt werden.

Ein weiterer zentraler Therapieansatz besteht in der kognitiven Verhaltenstherapie. Diese zielt darauf ab, negative Denkmuster zu identifizieren, zu hinterfragen und durch konstruktivere sowie hilfreichere Sichtweisen zu ersetzen. Dadurch können Patientinnen lernen, aktivere Bewältigungsstrategien zu entwickeln und ihren emotionalen Zustand positiv zu beeinflussen.

Auch achtsamkeitsbasierte Therapieformen haben sich in der psycho-onkologischen Behandlung als wirksam erwiesen. Diese Ansätze fördern die Konzentration auf den gegenwärtigen Moment, wodurch sich der Fokus von Sorgen über die Zukunft oder belastenden Erinnerungen an die Vergangenheit hin zu einer bewussteren Wahrnehmung des Hier und Jetzt verlagert. Durch gezielte Achtsamkeitsübungen kann das Stresserleben reduziert und das allgemeine Wohlbefinden verbessert werden.

Für Patientinnen, die ihre Diagnose oder den Behandlungsverlauf als traumatisch erleben, kann zudem eine trauma-therapeutische Intervention hilfreich sein. In solchen Fällen stehen Methoden zur Verfügung, die dabei unterstützen, überwältigende Erlebnisse zu verarbeiten und eine psychische Stabilisierung zu erreichen.

Viele Betroffene profitieren von psycho-onkologischer Unterstützung, sei es in Einzelgesprächen oder innerhalb einer Gruppe. Während individuelle Therapiegespräche eine maßgeschneiderte Unterstützung ermöglichen, bieten Gruppentherapien die Gelegenheit, sich mit anderen Patientinnen auszutauschen, Erfahrungen zu teilen und gegenseitige Unterstützung zu erfahren. Beide Ansätze tragen dazu bei, das emotionale Gleichgewicht zu stabilisieren und die Resilienz im Umgang mit der Erkrankung zu stärken.

***

Die psychologische Belastung einer Krebserkrankung ist erheblich, aber es gibt viele bewährte Strategien, um mit Ängsten, Depressionen und Unsicherheiten umzugehen. Eine Kombination aus therapeutischer Begleitung, sozialer Unterstützung und aktiven Bewältigungsmechanismen kann Patientinnen helfen, ein erfülltes Leben trotz der Erkrankung zu führen.

Es ist wichtig, psychologische Hilfe nicht als Zeichen von Schwäche, sondern als wertvolle Unterstützung auf dem Weg durch die Krankheit zu sehen. Indem Betroffene emotionale

Herausforderungen aktiv angehen, können sie ihre Lebensqualität erheblich verbessern und trotz der Diagnose Hoffnung und Zuversicht bewahren.

8. Alternative und komplementäre Therapieansätze – Chancen und Risiken

Während schulmedizinische Krebstherapien wie Operation, Chemotherapie, Strahlentherapie und Immuntherapie auf wissenschaftlichen Erkenntnissen basieren, gibt es eine Vielzahl alternativer und komplementärer Behandlungsansätze, die von Brustkrebspatientinnen genutzt werden. Viele Patientinnen suchen ergänzende Methoden, um Nebenwirkungen der schulmedizinischen Behandlung zu lindern, das Immunsystem zu stärken oder ihr allgemeines Wohlbefinden zu verbessern.

Es ist jedoch wichtig, zwischen seriösen komplementären Verfahren und unseriösen, potenziell schädlichen Alternativmethoden zu unterscheiden. Während einige ergänzende Maßnahmen wissenschaftlich untersucht wurden und sich als unterstützend erwiesen haben, gibt es viele Methoden ohne nachgewiesene Wirkung oder gar mit gefährlichen Wechselwirkungen.

Dieses Kapitel beschreibt, welche komplementären Maßnahmen sinnvoll sein können, welche Risiken bestehen und wie Patientinnen verantwortungsvoll mit alternativen Therapieansätzen umgehen können.

8.1 Abgrenzung zwischen seriösen komplementären Verfahren und unseriösen Methoden

Nach der Diagnose von Brustkrebs suchen viele Patientinnen nach ergänzenden Behandlungsansätzen, die ihre Genesung unterstützen und ihre Lebensqualität verbessern können. Dabei ist es von essenzieller Bedeutung, zwischen komplementären Verfahren, die als begleitende Maßnahmen zur etablierten schulmedizinischen Therapie eingesetzt werden, und alternativen Methoden, die eine notwendige medizinische Behandlung ersetzen sollen, klar zu unterscheiden. Während komplementäre

Verfahren häufig evidenzbasiert sind und nachweislich unterstützend wirken, stellen viele alternative Methoden ein erhebliches Risiko dar, da sie oftmals mit unbegründeten Heilsversprechen beworben werden und die notwendige medizinische Versorgung verzögern oder ganz verhindern können.

Komplementäre Behandlungsansätze werden ergänzend zur konventionellen onkologischen Therapie eingesetzt und zielen darauf ab, Nebenwirkungen zu lindern, das allgemeine Wohlbefinden zu steigern oder die psychische Belastung zu reduzieren. Sie sind nicht als Ersatz für eine medizinisch notwendige Behandlung gedacht, sondern als unterstützende Maßnahmen, die in Absprache mit dem behandelnden medizinischen Fachpersonal angewendet werden sollten.

Beispiele für komplementäre Verfahren sind die Akupunktur, die insbesondere zur Reduktion von Chemotherapie-bedingter Übelkeit eingesetzt wird, sowie Yoga und Meditation, die einen positiven Einfluss auf die Stressbewältigung und das emotionale Gleichgewicht haben können. Auch Achtsamkeitstraining kann zur Verbesserung der psychischen Verfassung beitragen, während der gezielte Einsatz pflanzlicher Präparate, wie etwa Ingwer zur Linderung von Übelkeit, unter ärztlicher Aufsicht sinnvoll sein kann. Die Wirksamkeit vieler komplementärer Methoden ist durch wissenschaftliche Studien zumindest teilweise belegt, weshalb sie als sinnvolle Ergänzung zur konventionellen Krebstherapie betrachtet werden können.

Im Gegensatz dazu stehen so genannte alternative Behandlungsansätze, die eine vollständige Abkehr von etablierten medizinischen Therapien propagieren und häufig mit pseudowissenschaftlichen Behauptungen oder unbelegten Heilversprechen beworben werden. Die Entscheidung, eine medizinisch notwendige Behandlung zugunsten solcher Methoden abzulehnen, kann erhebliche gesundheitliche Risiken bergen und in vielen Fällen den Krankheitsverlauf dramatisch verschlechtern.

Ein charakteristisches Merkmal unseriöser alternativer Methoden ist die Verheißung einer vollständigen Heilung ohne die Notwendigkeit einer Operation, Chemotherapie oder Strahlentherapie. Häufig werden zudem schulmedizinische Verfahren als schädlich oder als rein wirtschaftlich motiviert dargestellt, während gleichzeitig hohe finanzielle Forderungen für fragwürdige Behandlungen erhoben werden. Ein weiteres Warnsignal unseriöser Methoden ist die mangelnde Transparenz hinsichtlich der Inhaltsstoffe oder angewendeten Verfahren sowie die gezielte Ablehnung wissenschaftlicher Nachweise und medizinischer Studien.

Einige besonders gefährliche alternative Methoden umfassen unter anderem die sogenannte Vitamin-B17-Therapie, bei der Amygdalin oder Laetrile zur Krebsbekämpfung eingesetzt werden, obwohl deren Wirksamkeit nicht belegt ist und potenziell toxische Effekte bestehen.

Ebenso problematisch ist die „Medizin", die auf der unbelegten Theorie basiert, dass Krebs ausschließlich durch ungelöste psychische Konflikte verursacht wird und daher keine medizinische Therapie erfordert. Solche Ansätze führen in vielen Fällen dazu, dass Betroffene auf wirksame Behandlungen verzichten, was die Überlebenschancen erheblich reduziert.

Auch sogenannte Krebsdiäten, die auf extremen Einschränkungen basieren und eine Heilung allein durch Ernährungsumstellungen versprechen, entbehren jeglicher wissenschaftlichen Evidenz und können durch Mangelernährung sogar gesundheitliche Schäden verursachen.

Die Entscheidung für eine komplementäre Behandlung sollte nicht nur wegen der vielen Scharlatane in diesem Sektor stets in enger Absprache mit dem behandelnden Onkologen oder der Onkologin getroffen werden.

8.2 Pflanzenbasierte Medizin und ihre Wechselwirkungen mit Krebstherapien

Die Pflanzenheilkunde stellt eine der ältesten medizinischen Traditionen dar und ist in vielen Kulturen seit Jahrtausenden ein fester Bestandteil der therapeutischen Praxis. Auch in der modernen Medizin spielt die Nutzung pflanzlicher Wirkstoffe eine bedeutende Rolle, da zahlreiche heute verwendete Medikamente ihren Ursprung in pflanzlichen Substanzen haben. Dies gilt insbesondere für bestimmte Chemotherapeutika, die entweder direkt aus Pflanzen gewonnen oder auf Basis pflanzlicher Molekülstrukturen synthetisiert wurden. Die Wirkung pflanzlicher Substanzen ist jedoch nicht ausschließlich positiv zu bewerten, da einige dieser Wirkstoffe in komplexe Wechselwirkungen mit pharmakologischen Therapien treten können. Daher ist eine genaue wissenschaftliche Untersuchung der Effekte sowie eine sorgfältige Abwägung der potenziellen Vorteile und Risiken bei der Anwendung pflanzlicher Präparate im Rahmen einer Krebsbehandlung unerlässlich.

Einige pflanzliche Substanzen sind für ihre potenziell positiven Effekte bekannt und haben in wissenschaftlichen Studien Hinweise auf eine unterstützende oder lindernde Wirkung gezeigt. Besonders in der Symptomkontrolle, etwa bei entzündlichen Prozessen oder therapiebedingten Nebenwirkungen, könnten bestimmte Pflanzenstoffe einen Nutzen haben. Dazu zählt Curcumin, das aus der Gelbwurz, auch Kurkuma genannt, gewonnen wird. Laborstudien deuten darauf hin, dass es entzündungshemmende Eigenschaften besitzt und unter bestimmten Bedingungen krebshemmende Effekte entfalten könnte. Allerdings wurde auch gezeigt, dass Curcumin die Bioverfügbarkeit und Wirksamkeit bestimmter Chemotherapeutika beeinflussen kann, was eine sorgfältige Abklärung vor der Einnahme erforderlich macht.

Eine weitere pflanzliche Substanz mit potenziellen Vorteilen ist Epigallocatechingallat, eine polyphenolische Verbindung aus grünem Tee. Dieses Molekül besitzt antioxidative Eigenschaften und hat in experimentellen Untersuchungen Hinweise auf eine protektive Wirkung gegenüber oxidativem Stress gezeigt. Allerdings bestehen auch hier Risiken, da hohe Konzentrationen von Epigallocatechingallat mit einigen Krebsmedikamenten interagieren und deren Wirkung abschwächen oder verstärken können.

Ein weiteres Beispiel ist Ingwer, dessen Wurzel traditionell für eine Vielzahl von Beschwerden eingesetzt wird. Besonders gut dokumentiert ist die Wirksamkeit von Ingwer bei der Reduktion von Übelkeit, die als häufige Nebenwirkung einer Chemotherapie auftritt. Klinische Studien konnten zeigen, dass Ingwerpräparate signifikant zur Linderung dieser Beschwerden beitragen können, ohne dabei eine Beeinträchtigung der Krebstherapie zu verursachen.

Auf der anderen Seite existieren auch pflanzliche Substanzen, die potenzielle Risiken bergen, insbesondere aufgrund von Wechselwirkungen mit onkologischen Therapien. Ein besonders bekanntes Beispiel ist Johanniskraut, das aufgrund seiner Wirkung auf Enzymsysteme in der Leber die Metabolisierung zahlreicher Medikamente beschleunigt. Dadurch kann es zur Abschwächung der Wirksamkeit bestimmter Chemotherapeutika und Hormontherapien kommen, was die therapeutische Effektivität erheblich beeinträchtigen könnte.

Auch Knoblauch und Ginseng sind kritisch zu betrachten, insbesondere im Zusammenhang mit operativen Eingriffen und Krebstherapien, da sie eine hemmende Wirkung auf die Blutgerinnung ausüben. Diese blutverdünnenden Effekte können das Risiko für unerwünschte Blutungen erhöhen und sollten daher insbesondere vor chirurgischen Eingriffen oder bei gleichzeitiger Einnahme gerinnungshemmender Medikamente unbedingt berücksichtigt werden.

Ein weiteres Beispiel für eine problematische Wechselwirkung stellt die Grapefruit dar. Diese Frucht enthält bioaktive Substanzen, die bestimmte Enzyme in der Leber hemmen, insbesondere Cytochrom-P450-Isoenzyme, die für den Abbau zahlreicher Medikamente verantwortlich sind. Dadurch kann die Konzentration bestimmter Krebsmedikamente im Blut entweder übermäßig erhöht oder stark verringert werden, was zu unerwünschten Nebenwirkungen oder einem Verlust der therapeutischen Wirksamkeit führen kann.

Angesichts dieser komplexen Wechselwirkungen sollten pflanzliche Präparate keinesfalls unkritisch oder ohne ärztliche Rücksprache eingenommen werden. Selbst wenn eine Substanz auf den ersten Blick natürlich erscheint, bedeutet dies nicht zwangsläufig, dass sie auch sicher ist. Die wissenschaftliche Forschung auf diesem Gebiet ist von großer Bedeutung, um die potenziellen Vorteile und Risiken genauer zu erfassen und evidenzbasierte Empfehlungen zur Nutzung pflanzlicher Substanzen im Kontext der Krebstherapie aussprechen zu können.

8.3 Traditionelle Chinesische Medizin, Akupunktur und Homöopathie im Kontext der evidenzbasierten Medizin

8.3.1 Traditionelle Chinesische Medizin

Die Traditionelle Chinesische Medizin hat eine mehrere tausend Jahre zurückreichende Geschichte und stellt ein ganzheitliches Medizinsystem dar, das sich über Jahrhunderte hinweg in China entwickelt und verfeinert hat. Sie basiert auf der Vorstellung eines Energieflusses im Körper, bekannt als Qi, dessen harmonischer Fluss als essenziell für die Aufrechterhaltung der Gesundheit betrachtet wird. Die Traditionelle Chinesische Medizin umfasst verschiedene Therapieformen, darunter die Anwendung von Heilkräutern, Akupunktur, Moxibustion, Tuina-Massage,

Ernährungslehre sowie Bewegungs- und Atemübungen wie Qi Gong oder Tai Chi. In der modernen Medizin wird insbesondere die Akupunktur zunehmend anerkannt und in verschiedenen Bereichen, einschließlich der Onkologie, als unterstützende Behandlung eingesetzt.

8.3.2. Akupunktur

Akupunktur beruht auf der Stimulation spezifischer Punkte des Körpers, die meist mit feinen Nadeln behandelt werden, um eine therapeutische Wirkung zu erzielen. Wissenschaftliche Studien haben gezeigt, dass Akupunktur zur Reduktion bestimmter Nebenwirkungen einer Krebsbehandlung beitragen kann. Besonders gut untersucht ist ihr Einsatz bei chemotherapie-induzierter Übelkeit. Hierbei konnte in klinischen Untersuchungen eine signifikante Reduktion von Übelkeit und Erbrechen nachgewiesen werden, insbesondere wenn Akupunktur ergänzend zur Standardtherapie angewandt wird.

Ein weiteres Anwendungsgebiet stellt die Behandlung von Fatigue, also chronischer Erschöpfung, dar. Viele Krebspatientinnen und Krebspatienten leiden während oder nach einer Krebstherapie unter anhaltender Müdigkeit und Energieverlust, für die es bislang keine medikamentöse Standardtherapie gibt. Akupunktur hat in Studien vielversprechende Effekte gezeigt, indem sie das allgemeine Wohlbefinden und die Vitalität verbessern konnte.

Auch neuropathische Schmerzen, die häufig durch eine Chemotherapie oder eine Schädigung der Nerven entstehen, sind ein Einsatzgebiet der Akupunktur. Die Mechanismen, über die Akupunktur wirkt, sind noch nicht vollständig verstanden, doch es gibt Hinweise darauf, dass sie über die Ausschüttung körpereigener Schmerzmodulatoren wie Endorphinen und eine

Beeinflussung zentralnervöser Schmerzverarbeitungssysteme eine analgetische Wirkung entfalten kann.

Ein weiteres Problem, mit dem insbesondere Patientinnen konfrontiert sind, die eine Hormontherapie im Rahmen der Krebsbehandlung erhalten, sind Hitzewallungen. Diese treten beispielsweise bei antihormonellen Therapien zur Behandlung von Brustkrebs auf und können die Lebensqualität erheblich beeinträchtigen. Studien deuten darauf hin, dass Akupunktur die Intensität und Häufigkeit dieser Hitzewallungen reduzieren kann, möglicherweise über eine Modulation des vegetativen Nervensystems und hormonelle Regelkreise.

8.3.3. Homöopathie

Neben der Traditionellen Chinesischen Medizin wird auch die Homöopathie häufig als ergänzende Behandlungsmethode bei Krebserkrankungen genutzt. Die Homöopathie basiert auf zwei zentralen Prinzipien: dem Ähnlichkeitsprinzip, das besagt, dass eine Substanz, die in hoher Dosierung bestimmte Symptome hervorrufen kann, in stark verdünnter Form diese Symptome lindern soll, sowie dem Konzept der Potenzierung, bei dem die Ausgangssubstanz in einer Folge von Verdünnungsschritten verarbeitet und bei jedem Schritt durch Verschütteln oder Verreiben „dynamisiert" wird.

Wissenschaftliche Studien konnten bisher keine spezifische Wirksamkeit homöopathischer Präparate nachweisen, die über den Placebo-Effekt hinausgeht. Dies ist insbesondere dadurch bedingt, dass die Verdünnungen in vielen homöopathischen Präparaten so stark sind, dass sie keine nachweisbaren Moleküle der Ausgangssubstanz mehr enthalten. Die Wirkung homöopathischer Behandlungen lässt sich daher aus einer wissenschaftlichen Perspektive nicht mit pharmakologischen Mechanismen erklären. Dennoch berichten viele Patientinnen und Patienten von einer subjektiven Verbesserung ihres Wohlbefindens und einer besseren Bewältigung der krankheitsbedingten Belastungen durch die Einnahme homöopathischer Mittel.

8.3.4. Nutzung des Placebo-Effekts

Der Placebo-Effekt stellt ein fundamentales Phänomen in der Medizin dar und spielt eine wesentliche Rolle bei der subjektiven Wahrnehmung von Symptomen sowie der individuellen Krankheitsbewältigung.

Dabei handelt es sich um eine nachweisbare, oft positive Veränderung des Gesundheitszustandes, die nicht auf eine pharmakologische Wirkung des verabreichten Mittels zurückzuführen ist, sondern durch psychologische und neurobiologische Mechanismen vermittelt wird. Erwartungshaltung, positive Arzt-Patienten-Interaktion und die persönliche Überzeugung von der Wirksamkeit einer Behandlung können dazu beitragen, dass Symptome als weniger belastend wahrgenommen werden und sich das allgemeine Wohlbefinden verbessert.

Die Homöopathie ist ein Bereich, in dem der Placebo-Effekt eine besonders große Rolle spielt. Zahlreiche wissenschaftliche Studien haben gezeigt, dass homöopathische Mittel keine über den Placebo-Effekt hinausgehende pharmakologische Wirkung besitzen. Dennoch berichten viele Patientinnen und Patienten von einer subjektiven Verbesserung ihres Wohlbefindens und einer Erleichterung im Umgang mit ihrer Erkrankung, wenn sie homöopathische Präparate einnehmen. Diese positiven Effekte können teilweise durch die intensive Betreuung und Zuwendung im Rahmen homöopathischer Konsultationen erklärt werden. Die individuelle Beratung, das ausführliche Arzt-Patienten-Gespräch sowie die gezielte Auseinandersetzung mit dem eigenen Gesundheitszustand tragen dazu bei, dass sich Patientinnen aktiver in ihre Genesung eingebunden fühlen.

Psychologische und physiologische Mechanismen, die den Placebo-Effekt begünstigen, sind gut dokumentiert. Die Aktivierung bestimmter Areale im Gehirn, die für Schmerzverarbeitung und emotionale Reaktionen zuständig sind, spielt dabei eine wichtige Rolle. Zudem kann die Ausschüttung körpereigener Neurotransmitter wie Endorphine oder Dopamin zu einer messbaren Verbesserung von Beschwerden führen, selbst wenn die verabreichte Substanz keine pharmakologische Wirkung besitzt.

Vor diesem Hintergrund kann die Homöopathie unter bestimmten Bedingungen als wichtige unterstützende Maßnahme betrachtet werden, solange sie keine wissenschaftlich fundierte schulmedizinische Therapie ersetzt oder verzögert. Eine kritische Gefahr besteht darin, dass schwerwiegende Erkrankungen nicht rechtzeitig oder nicht adäquat behandelt werden, wenn Patientinnen ausschließlich auf homöopathische Mittel vertrauen. Deshalb ist eine sachliche, transparente und wissenschaftlich fundierte Kommunikation essenziell, um eine evidenzbasierte und gleichzeitig patientenzentrierte Therapie zu gewährleisten. Dabei sollte darauf geachtet werden, dass Patientinnen in ihrer Wahrnehmung ernst genommen werden, während gleichzeitig eine medizinische Aufklärung über die tatsächliche Wirksamkeit und die Grenzen homöopathischer Präparate erfolgt.

Letztlich liegt die Herausforderung darin, eine Balance zwischen einer patientenzentrierten Betreuung, wissenschaftlicher Evidenz und therapeutischer Verantwortung zu finden. Nur so kann sichergestellt werden, dass medizinische Entscheidungen auf fundierten Erkenntnissen basieren und gleichzeitig das Bedürfnis der Patientinnen und Patienten nach individueller Unterstützung und ganzheitlicher Betreuung berücksichtigt wird.

8.4 Bedeutung von Mikronährstoffen und Nahrungsergänzungsmitteln

Die Bedeutung von Mikronährstoffen und Nahrungsergänzungsmitteln bei Brustkrebspatientinnen ist ein viel diskutiertes Thema, da viele Patientinnen bestrebt sind, ihre Gesundheit durch gezielte Supplementierung zu unterstützen. Während einige Mikronährstoffe potenziell positive Effekte auf das Immunsystem und den allgemeinen Gesundheitszustand haben können, gibt es andere, deren unkontrollierte Einnahme möglicherweise nachteilige Auswirkungen auf den Krankheitsverlauf oder die Wirkung einer onkologischen Therapie haben kann.

Zu den Mikronährstoffen, deren Einnahme in bestimmten Fällen sinnvoll sein kann, zählt Vitamin D. Studien haben gezeigt, dass viele Brustkrebspatientinnen niedrige Vitamin-D-Spiegel aufweisen, was auf eine unzureichende Sonnenlichtexposition oder andere Faktoren zurückzuführen sein kann. Da Vitamin D eine zentrale Rolle in der Regulation des Immunsystems sowie in der Knochengesundheit spielt, könnte eine gezielte Supplementierung bei Patientinnen mit nachgewiesenem Mangel vorteilhaft sein. Dennoch sollte die Dosierung individuell angepasst werden, da eine Überdosierung zu Kalziumstoffwechselstörungen führen kann.

Auch Omega-3-Fettsäuren, die vor allem in fettreichen Meeresfischen sowie in bestimmten pflanzlichen Ölen enthalten sind, werden häufig im Zusammenhang mit entzündungshemmenden Prozessen diskutiert. Entzündungen spielen eine bedeutende Rolle in der Tumorbiologie, und es gibt Hinweise darauf, dass Omega-3-Fettsäuren entzündliche Signalwege modulieren können. Einige Untersuchungen deuten darauf hin, dass eine ausreichende Zufuhr möglicherweise mit einem günstigeren Krankheitsverlauf assoziiert sein könnte, wenngleich eindeutige klinische Beweise für einen direkten Einfluss auf das Fortschreiten von Brustkrebs noch ausstehen.

Ein weiteres Spurenelement, das in moderaten Mengen eine wichtige Rolle im antioxidativen Schutzsystem des Körpers spielt, ist Selen. Selen ist Bestandteil von Enzymen, die freie Radikale neutralisieren, und trägt somit zum Schutz der Zellen vor oxidativem Stress bei. Dennoch ist besondere Vorsicht geboten, da eine Überdosierung toxische Wirkungen haben und paradoxerweise oxidative Prozesse im Körper verstärken kann. Daher sollte eine gezielte Supplementierung nur auf Basis eines nachgewiesenen Mangels erfolgen und unter ärztlicher Kontrolle stehen.

Neben diesen potenziell sinnvollen Mikronährstoffen gibt es jedoch auch Nahrungsergänzungsmittel, die kritisch zu bewerten sind. Insbesondere die hochdosierte Einnahme von Antioxidantien wie Vitamin C oder Vitamin E kann problematisch sein. Während diese Substanzen in physiologischen Mengen eine wichtige Rolle in der Zellprotektion spielen, deuten einige wissenschaftliche Studien darauf hin, dass eine übermäßige Zufuhr die Wirksamkeit bestimmter Chemotherapien beeinträchtigen könnte. Dies liegt daran, dass einige Chemotherapeutika gezielt oxidativen Stress nutzen, um Tumorzellen zu schädigen, und hochdosierte Antioxidantien diesen Mechanismus möglicherweise abschwächen.

Ein weiteres kritisches Nahrungsergänzungsmittel ist Eisen. Obwohl Eisen für die Blutbildung essenziell ist und ein Mangel zu Anämie führen kann, sollte eine Supplementierung ausschließlich bei nachgewiesenem Eisenmangel erfolgen. Einige Studien weisen darauf hin, dass eine erhöhte Eisenverfügbarkeit das Tumorwachstum begünstigen könnte, da Krebszellen für ihre Proliferation auf eine ausreichende Eisenversorgung angewiesen sind. Daher ist eine unkontrollierte Einnahme von Eisenpräparaten ohne medizinische Indikation nicht zu empfehlen.

Die gezielte Einnahme von Mikronährstoffen sollte stets in Absprache mit einer Ärztin oder einem Arzt erfolgen, da individuelle Faktoren wie Ernährungsgewohnheiten, Laborkontrollen und die

Art der Krebstherapie eine wichtige Rolle bei der Beurteilung des Bedarfs spielen. Während eine ausgewogene Ernährung in vielen Fällen eine ausreichende Nährstoffversorgung sicherstellen kann, sollten Nahrungsergänzungsmittel nicht unkritisch als Ersatz für eine gesunde Lebensweise betrachtet werden.

8.5 Achtsamkeit, Meditation und spirituelle Ansätze als begleitende Maßnahmen

Viele Brustkrebspatientinnen berichten, dass Achtsamkeit und Meditation ihnen helfen, mit den Herausforderungen ihrer Erkrankung besser umzugehen. Neben der medizinischen Behandlung spielen psychische und emotionale Faktoren eine entscheidende Rolle für das Wohlbefinden und die Lebensqualität während und nach einer Krebstherapie. Der Umgang mit einer Krebserkrankung ist oft mit erheblichem Stress, Ängsten und emotionalen Belastungen verbunden, weshalb nicht-medikamentöse Methoden zur Unterstützung der psychischen Gesundheit zunehmend in den Fokus rücken.

Achtsamkeitstechniken und meditative Praktiken bieten eine Möglichkeit, bewusst mit den eigenen Gedanken und Emotionen umzugehen, was sich in verschiedenen Bereichen positiv auswirken kann. Einer der wichtigsten Effekte ist die Reduzierung von Stress und Angst. Chronischer Stress führt zur Ausschüttung von Stresshormonen wie Cortisol, das nachweislich das Immunsystem schwächen und entzündliche Prozesse im Körper verstärken kann. Studien zeigen, dass regelmäßige Achtsamkeitspraxis dazu beiträgt, die Cortisolwerte zu senken und eine bessere emotionale Resilienz zu fördern.

Ein weiterer Vorteil, den viele Patientinnen berichten, ist eine verbesserte Schlafqualität. Schlafstörungen sind eine häufige Begleiterscheinung von Krebserkrankungen und können durch Faktoren wie Angst, Schmerzen oder hormonelle

Veränderungen verstärkt werden. Achtsamkeits- und Entspannungstechniken helfen, den Geist zu beruhigen, Grübelgedanken zu reduzieren und den Übergang in einen erholsamen Schlaf zu erleichtern.

Darüber hinaus trägt die regelmäßige Praxis von Achtsamkeit zur emotionalen Stabilität bei. Der bewusste Umgang mit Gedanken und Gefühlen ermöglicht es, besser mit Unsicherheiten und Ängsten umzugehen, die im Zusammenhang mit der Diagnose, der Therapie und der Ungewissheit über die Zukunft auftreten können. Viele Patientinnen erleben durch Meditation und Achtsamkeitsübungen eine größere innere Ruhe und eine stärkere Akzeptanz des gegenwärtigen Moments, was sich positiv auf ihre Lebensqualität auswirken kann.

Neben diesen psychologischen Vorteilen können auch spirituelle Ansätze eine wichtige Rolle spielen. Für viele Patientinnen haben Gebete oder Rituale eine tiefgehende Bedeutung und bieten Trost sowie ein Gefühl der Verbundenheit mit einer höheren Kraft oder einer spirituellen Gemeinschaft. Die individuelle religiöse oder spirituelle Praxis kann eine Quelle der Hoffnung und des inneren Friedens sein, insbesondere in Phasen großer Belastung oder Unsicherheit.

Ein besonders gut untersuchtes und in der klinischen Praxis häufig eingesetztes Konzept ist das Achtsamkeitstraining nach der Methode der Mindfulness-Based Stress Reduction. Dieses Programm wurde ursprünglich von Jon Kabat-Zinn entwickelt und kombiniert verschiedene meditative Techniken mit gezielten Körperübungen und einer bewussten Wahrnehmung des gegenwärtigen Moments. Studien zeigen, dass dieses Programm signifikant zur Reduktion von Stress beiträgt und langfristig das psychische Wohlbefinden verbessern kann. Insbesondere für Krebspatientinnen kann diese Methode helfen, Ängste zu mindern, die Selbstwahrnehmung zu stärken und eine bessere psychische Balance zu finden.

***

Komplementäre Therapien können eine wertvolle Ergänzung zur schulmedizinischen Behandlung sein, dürfen aber keine wirksamen Therapien ersetzen. Patientinnen sollten sich kritisch informieren, unseriöse Angebote meiden und alle zusätzlichen Maßnahmen mit ihrem Onkologen besprechen. So kann ein individueller, sicherer und evidenzbasierter Behandlungsplan entstehen, der die Lebensqualität optimiert.

9. Fortschritte der Forschung

Die Brustkrebsforschung hat in den letzten Jahrzehnten bemerkenswerte Fortschritte gemacht. Während Brustkrebs früher oft als eine homogene Erkrankung betrachtet wurde, ist mittlerweile bekannt, dass es sich um eine äußerst komplexe, heterogene Krankheit handelt, die individuell unterschiedliche Therapieansätze erfordert. Moderne wissenschaftliche Entwicklungen konzentrieren sich daher zunehmend auf personalisierte Medizin, innovative Therapieformen und die Nutzung neuer Technologien wie künstliche Intelligenz und Gentherapie.

Ein besonders wichtiger Aspekt der modernen Forschung ist die Verbesserung der Prognose für Patientinnen mit metastasiertem Brustkrebs. Während eine Heilung in fortgeschrittenen Stadien bisher selten war, könnten neue Behandlungsansätze in Zukunft die Lebenserwartung erheblich verlängern und möglicherweise sogar eine vollständige Remission ermöglichen.

In diesem Kapitel werden die neuesten wissenschaftlichen Entwicklungen und zukünftige Perspektiven für die Brustkrebstherapie ausführlich dargestellt.

9.1 Entwicklung neuer Therapien: Gentherapie, CRISPR-Technologie und Krebsimpfstoffe

9.1.1. Gentherapie als vielversprechender Ansatz

Die rasante Entwicklung in der molekularen Medizin eröffnet neue Möglichkeiten zur Behandlung von Brustkrebs, die weit über klassische Therapieansätze wie Chirurgie, Chemotherapie und Strahlentherapie hinausgehen. Besonders die Gentherapie, die CRISPR-Technologie und neue Immuntherapien in Form von Krebsimpfstoffen versprechen, die Krebsbehandlung grundlegend zu verändern. Diese innovativen Ansätze zielen darauf ab, Tumorzellen gezielt auf genetischer Ebene zu beeinflussen, das Immunsystem zu stärken oder personalisierte Therapien zu entwickeln, die an den individuellen genetischen Profilen von Patientinnen ausgerichtet sind.

Die Gentherapie bietet das Potenzial, eine Revolution in der Brustkrebsbehandlung einzuleiten. Während herkömmliche Therapien darauf abzielen, das Tumorwachstum zu verlangsamen oder Symptome zu lindern, verfolgt die Gentherapie einen völlig anderen Ansatz: Sie greift direkt in die molekularen Mechanismen ein, die für die Tumorentstehung verantwortlich sind. Durch gezielte genetische Korrekturen könnten Krebszellen entweder direkt zerstört oder genetische Defekte behoben werden, die eine unkontrollierte Zellteilung ermöglichen.

Drei zentrale Strategien der Gentherapie in der Brustkrebsbehandlung sind derzeit Gegenstand intensiver Forschung:

Ein Ansatz ist die Reparatur genetischer Defekte. Mutationen in Genen wie BRCA1 und BRCA2 spielen eine Schlüsselrolle in der Entstehung von Brustkrebs, insbesondere bei erblichen Formen der Erkrankung. Diese Gene sind für die Reparatur von DNA-Schäden verantwortlich, und wenn sie mutiert sind, steigt das Risiko für eine unkontrollierte Zellteilung. Die Gentherapie könnte in Zukunft in der Lage sein, diese Mutationen gezielt zu korrigieren, um das Tumorwachstum zu stoppen oder das Krebsrisiko zu senken.

Ein zweiter innovativer Ansatz ist die Nutzung der CRISPR-Cas9-Technologie als „genetische Schere". Diese Technologie ermöglicht eine präzise Veränderung der DNA-Sequenzen in Krebszellen, sodass beispielsweise fehlerhafte Gene repariert oder ausgeschaltet werden können. Eine Anwendung besteht darin, Krebszellen so zu verändern, dass sie empfindlicher auf bestehende Therapien reagieren oder sich durch interne Mechanismen selbst zerstören.

Ein dritter vielversprechender Bereich ist die genbasierte Immuntherapie, bei der Zellen des körpereigenen Immunsystems genetisch modifiziert werden, um effektiver gegen Tumorzellen vorzugehen. Ein Beispiel hierfür ist die CAR-T-Zelltherapie, die in anderen Krebsarten bereits Erfolge gezeigt hat. Dabei werden Immunzellen außerhalb des Körpers genetisch verändert, sodass sie gezielt Tumorzellen erkennen und eliminieren können, bevor sie dem Patienten zurückgegeben werden.

CRISPR-Technologie: Revolution in der Krebsmedizin?

Die CRISPR-Cas9-Technologie stellt eine bahnbrechende Methode zur gezielten Genmodifikation dar und hat das Potenzial, die Krebsmedizin grundlegend zu verändern. Diese Methode basiert auf einem natürlichen Abwehrmechanismus von Bakterien, der es ermöglicht, DNA-Sequenzen präzise zu verändern. In der Krebsforschung gibt es derzeit mehrere vielversprechende Anwendungen, die in präklinischen und klinischen Studien untersucht werden.

Ein zentraler Forschungsbereich ist die gezielte Reparatur von DNA-Schäden. Da Krebs durch genetische Mutationen verursacht wird, die unkontrolliertes Zellwachstum ermöglichen, könnte CRISPR dazu genutzt werden, diese Mutationen direkt zu korrigieren. Insbesondere bei genetisch bedingtem Brustkrebs könnte diese Technik in Zukunft eine personalisierte Therapieoption darstellen.

Ein weiterer vielversprechender Ansatz ist die Erhöhung der Empfindlichkeit von Krebszellen gegenüber bestehenden Therapien. Krebszellen entwickeln häufig Resistenzen gegen Chemotherapeutika oder zielgerichtete Medikamente. Durch gezielte genetische Modifikationen könnte CRISPR eingesetzt werden, um Mechanismen zu blockieren, die Tumorzellen resistent gegen eine Therapie machen. Dadurch könnten bestehende Behandlungen wieder wirksamer werden.

Eine weitere spannende Entwicklung ist die Verwendung von Viren als Gentaxis zur gezielten Einschleusung von genetischem Material in Krebszellen. Bestimmte Viren können so modifiziert werden, dass sie gezielt Tumorzellen infizieren und genetische Veränderungen auslösen, die ihr Wachstum hemmen oder sie für Immunzellen sichtbar machen. Dieser Ansatz könnte es ermöglichen, genetische Therapien direkt an den Tumor zu liefern, ohne dass gesunde Zellen beeinträchtigt werden.

Obwohl die CRISPR-Technologie enormes Potenzial birgt, sind weiterhin zahlreiche Herausforderungen zu bewältigen. Dazu gehören die sichere und präzise Anwendung der Technik, das Vermeiden unbeabsichtigter genetischer Veränderungen sowie die Entwicklung von Methoden, um die veränderten Zellen gezielt an den gewünschten Zielort zu bringen.

9.1.2. Krebsimpfstoffe: Eine Immunisierung gegen Brustkrebs?

Während Impfstoffe traditionell in der Medizin zur Prävention von Infektionskrankheiten eingesetzt werden, haben sie in der Onkologie bisher vor allem eine Rolle bei der Verhinderung virusbedingter Krebsarten gespielt. Ein prominentes Beispiel ist die Impfung gegen das humane Papillomavirus (HPV), die das Risiko für Gebärmutterhalskrebs sowie einige andere Krebsarten signifikant reduziert. Doch die jüngsten Fortschritte in der Krebsimmunologie haben eine neue Forschungsrichtung eröffnet: die Entwicklung therapeutischer Impfstoffe, die das körpereigene Immunsystem gezielt gegen Brustkrebszellen mobilisieren.

Anders als prophylaktische Impfstoffe, die eine Infektion mit krebsauslösenden Viren verhindern, zielen therapeutische Krebsimpfstoffe darauf ab, bereits bestehende Tumorzellen oder mikroskopische Metastasen zu bekämpfen. Das Grundprinzip besteht darin, dem Immunsystem spezifische Tumorantigene zu präsentieren, sodass es in die Lage versetzt wird, Krebszellen gezielt zu erkennen und zu eliminieren.

Ein zentrales Ziel therapeutischer Krebsimpfstoffe ist die Aktivierung des Immunsystems gegen Brustkrebszellen. Tumorzellen besitzen oft molekulare Strukturen auf ihrer Oberfläche, die sie von gesunden Zellen unterscheiden. Diese Antigene können gezielt als Angriffspunkte für das Immunsystem genutzt werden. Krebsimpfstoffe sollen das Immunsystem trainieren, diese Tumormarker frühzeitig zu erkennen und eine gezielte Immunreaktion auszulösen, um das Wachstum des Tumors zu stoppen oder bereits vorhandene Tumorzellen zu zerstören.

Ein weiteres wichtiges Ziel ist die Verhinderung von Rückfällen nach einer erfolgreichen Therapie. Selbst nach einer chirurgischen Entfernung des Tumors, einer Chemotherapie oder Strahlentherapie können einzelne Tumorzellen im Körper verbleiben und Jahre später zu einem Rezidiv führen. Krebsimpfstoffe könnten eine langfristige Immunüberwachung ermöglichen, indem sie dem Immunsystem helfen, verbliebene Krebszellen frühzeitig zu erkennen und zu eliminieren, bevor sie erneut zu einem Tumor heranwachsen.

Darüber hinaus besteht ein entscheidendes Forschungsziel in der spezifischen Bekämpfung von metastasierenden Tumorzellen. Besonders aggressiv verlaufende Brustkrebsformen wie triple-negativer Brustkrebs oder metastasierende Tumoren stellen eine große therapeutische Herausforderung dar. Krebsimpfstoffe könnten darauf abzielen, das Immunsystem gezielt gegen diese wandernden Tumorzellen zu mobilisieren, um die Ausbreitung von Metastasen im Körper zu verhindern.

Besonders vielversprechende Ergebnisse wurden in den letzten Jahren in der Entwicklung von Krebsimpfstoffen gegen HER2-positiven Brustkrebs erzielt. HER2 ist ein Protein, das in etwa 15–20 % der Brustkrebsfälle übermäßig exprimiert wird und mit einem aggressiveren Krankheitsverlauf assoziiert ist. Aktuell verfügbare zielgerichtete Therapien wie Trastuzumab (Herceptin) oder Pertuzumab haben die Prognose für HER2-positive Patientinnen erheblich verbessert, doch Rückfälle und Resistenzentwicklungen bleiben eine Herausforderung.

Therapeutische Impfstoffe gegen HER2-positiven Brustkrebs befinden sich bereits in klinischen Studien. Ein vielversprechender Ansatz besteht darin, Immunzellen durch eine Impfung darauf zu trainieren, HER2-überexprimierende Tumorzellen gezielt zu erkennen und anzugreifen. In ersten klinischen Studien konnte gezeigt werden, dass solche Impfstoffe die Immunantwort verstärken und möglicherweise das Fortschreiten der Erkrankung verzögern oder das Rückfallrisiko senken können.

Ein Beispiel für einen innovativen Ansatz ist der mRNA-basierte Krebsimpfstoff, der nach einem ähnlichen Prinzip wie die COVID-19-mRNA-Impfstoffe funktioniert. Dabei wird genetische Information injiziert, die Zellen anregt, Tumorantigene selbst herzustellen und eine gezielte Immunreaktion gegen den Krebs auszulösen. Präklinische Daten deuten darauf hin, dass mRNA-Impfstoffe gegen HER2-positiven Brustkrebs in Kombination mit bestehenden Therapien das Fortschreiten der Erkrankung signifikant reduzieren könnten.

Trotz der vielversprechenden Fortschritte gibt es noch zahlreiche Herausforderungen, die überwunden werden müssen, bevor Krebsimpfstoffe eine Standardtherapie in der Onkologie werden können. Eine der größten Hürden besteht darin, geeignete Tumorantigene zu identifizieren, die spezifisch für Krebszellen sind, aber keine gesunden Zellen angreifen. Zudem reagieren nicht alle Patientinnen gleichermaßen auf Impfstoffe, da das Immunsystem von Krebspatientinnen häufig durch die Erkrankung oder vorangegangene Therapien geschwächt ist.

Ein weiteres Problem ist die Möglichkeit, dass Tumorzellen Mechanismen entwickeln, um sich der Immunüberwachung zu entziehen. Krebszellen sind hochgradig anpassungsfähig und können durch genetische Veränderungen Immuntherapien umgehen. Daher wird intensiv an Kombinationsstrategien geforscht, bei denen Krebsimpfstoffe mit anderen Immuntherapien wie Checkpoint-Inhibitoren kombiniert werden, um das Immunsystem noch effektiver gegen Tumoren zu mobilisieren.

9.1.3. Wann sind diese Therapien voraussichtlich verfügbar?

Die Entwicklung von Gentherapien und Krebsimpfstoffen zur Behandlung von Brustkrebs befindet sich in intensiver Forschung und klinischer Erprobung. Die zeitliche Verfügbarkeit dieser innovativen Therapien hängt von den Ergebnissen laufender Studien und den anschließenden Zulassungsverfahren ab und läßt sich naturgemäß nicht präzise prognostizieren.

Aktuell sind Gentherapien, wie die CAR-T-Zell-Therapie, bereits für bestimmte Blutkrebsarten zugelassen und zeigen vielversprechende Ergebnisse. Bei soliden Tumoren wie Brustkrebs gestaltet sich die Entwicklung solcher Therapien jedoch komplexer. Derzeit laufen klinische Studien, um die Wirksamkeit und Sicherheit von CAR-T-Zell-Therapien bei Brustkrebs zu evaluieren. Es ist jedoch schwierig, einen genauen Zeitpunkt für die allgemeine Verfügbarkeit dieser Therapien anzugeben, da dies von den Ergebnissen der Studien und den regulatorischen Zulassungsverfahren abhängt. In den kommenden Jahren ist aber mit positiven Ergebnissen zu rechnen.

In den letzten Jahren gab es ebenfalls bedeutende Fortschritte bei der Entwicklung von mRNA-basierten Impfstoffen gegen verschiedene Krebsarten, einschließlich Brustkrebs. Unternehmen wie BioNTech testen derzeit therapeutische mRNA-Vakzine in klinischen Studien. Laut dem Krebsinformationsdienst des Deutschen Krebsforschungszentrums könnte eine erste mRNA-Impfung als Krebstherapie bald verfügbar sein. Dennoch sind weitere Studien erforderlich, um die Wirksamkeit und Sicherheit dieser Impfstoffe vollständig zu bewerten. Es ist daher wahrscheinlich, dass mRNA-basierte Krebsimpfstoffe in den nächsten Jahren für bestimmte Patientengruppen zugelassen werden könnten.

9.2 Bedeutung der künstlichen Intelligenz in der Brustkrebsforschung

Die Künstliche Intelligenz revolutioniert die medizinische Forschung und Diagnostik und eröffnet neue Möglichkeiten in der Erkennung, Behandlung und Medikamentenentwicklung für Brustkrebs. Durch den Einsatz von maschinellem Lernen und neuronalen Netzwerken können enorme Mengen medizinischer Daten analysiert werden, um genauere Diagnosen zu stellen, personalisierte Therapien zu entwickeln und neue Wirkstoffe schneller zu identifizieren. Diese Fortschritte tragen dazu bei, die Effektivität der Krebsmedizin zu verbessern, die Belastung für Patientinnen zu reduzieren und gleichzeitig die Effizienz der medizinischen Versorgung zu steigern.

Ein besonders vielversprechender Bereich ist der Einsatz von Deep-Learning-Algorithmen zur Analyse medizinischer Bilddaten. Radiologische Verfahren wie die Mammographie und die Magnetresonanztomographie (MRT) sind essenzielle Werkzeuge zur Früherkennung und Diagnosestellung von Brustkrebs. Künstliche Intelligenz kann hier eine entscheidende Rolle spielen, indem sie die Bildauswertung automatisiert und dabei oft eine höhere Präzision erreicht als menschliche Radiologinnen und Radiologen.

KI-gestützte Programme sind in der Lage, subtile Muster in Bildaufnahmen zu erkennen, die für das menschliche Auge kaum sichtbar sind. Dies ermöglicht eine frühere und genauere Erkennung von Anomalien, was wiederum die Chancen auf eine erfolgreiche Behandlung erhöht. Besonders bei dichten Brustgeweben, die herkömmliche Bildanalysen erschweren, hat sich KI als wertvolle Unterstützung erwiesen. Erste klinische Studien zeigen, dass KI-Systeme in einigen Fällen Brustkrebs mit einer höheren Sensitivität und Spezifität diagnostizieren als erfahrene Radiologinnen und Radiologen.

Zusätzlich kann KI dazu beitragen, Fehlalarme zu reduzieren, die oft zu unnötigen Biopsien und emotionaler Belastung für Patientinnen führen. Durch die Kombination von Deep-Learning-Methoden mit großen Datensätzen aus unterschiedlichen Quellen (z. B. genetische Daten, klinische Befunde) kann KI die diagnostische Genauigkeit weiter optimieren und eine individualisierte Risikobewertung ermöglichen.

Auch in der Therapieplanung spielt Künstliche Intelligenz eine zunehmend wichtige Rolle. Moderne prädiktive Algorithmen analysieren die genetischen Eigenschaften eines Tumors und schlagen darauf basierend die vielversprechendsten Therapieoptionen vor. Da Brustkrebs eine sehr heterogene Erkrankung ist, die sich in verschiedene molekulare Subtypen unterteilen lässt, ist eine personalisierte Behandlung essenziell, um die besten Therapieergebnisse zu erzielen.

Durch die Analyse genetischer Mutationen, Proteinexpressionen und anderer Biomarker kann KI individualisierte Therapieempfehlungen generieren. Beispielsweise helfen KI-Modelle bei der Entscheidung, ob eine Patientin von einer Hormontherapie, einer Chemotherapie oder einer Immuntherapie profitieren könnte. Dies trägt dazu bei, Übertherapien zu vermeiden und gezielt jene Behandlungen einzusetzen, die für die jeweilige Patientin am wirksamsten sind.

Ein weiterer vielversprechender Einsatzbereich ist die Optimierung der Chemotherapie-Dosierung. Traditionell werden Chemotherapien in standardisierten Dosierungen verabreicht, doch individuelle Faktoren wie Stoffwechsel, genetische Veranlagung und Tumoreigenschaften können die Reaktion auf eine Therapie erheblich beeinflussen. KI-Modelle können durch die Analyse großer Patientendatenbanken berechnen, welche Medikamentendosierungen optimale Therapieergebnisse mit minimalen Nebenwirkungen erzielen. In Zukunft könnte dies zu einer individualisierten Chemotherapie führen, bei der Dosierungen und Medikamentenkombinationen für jede Patientin exakt angepasst werden.

Die Entwicklung neuer Krebsmedikamente ist ein langwieriger und kostspieliger Prozess, der oft mehr als ein Jahrzehnt in Anspruch nimmt und Milliardeninvestitionen erfordert. Künstliche Intelligenz bietet hier das Potenzial, diesen Prozess erheblich zu beschleunigen und effizienter zu gestalten.

Ein entscheidender Fortschritt ist die Nutzung von KI zur Analyse molekularer Strukturen, um die besten Kandidaten für neue Wirkstoffe zu identifizieren. Anhand von Datenbanken mit Millionen von chemischen Verbindungen kann KI prädiktive Modelle entwickeln, die mit hoher Präzision vorhersagen, welche Moleküle potenziell eine antitumorale Wirkung besitzen. Dadurch kann der Prozess der Medikamentenfindung drastisch verkürzt werden, da zeit- und kostenintensive Experimente im Labor gezielter durchgeführt werden können.

Ein weiteres innovatives Anwendungsfeld ist das Drug Repurposing, also die Suche nach bereits zugelassenen Medikamenten, die möglicherweise auch gegen Brustkrebs wirksam sind. Dieser Ansatz ist besonders vielversprechend, da bereits existierende Medikamente umfassend auf ihre Sicherheit getestet wurden und somit schneller in die klinische Anwendung gebracht werden können. KI kann große Datenmengen analysieren, um Zusammenhänge zwischen bestimmten Wirkstoffen und Brustkrebs zu identifizieren, die bisher unentdeckt geblieben sind. Erste Erfolge in diesem Bereich zeigen, dass KI bereits neue therapeutische Einsatzmöglichkeiten für bestehende Medikamente aufdecken konnte.

Obwohl Künstliche Intelligenz enormes Potenzial für die Brustkrebsdiagnostik und -therapie bietet, gibt es noch Herausforderungen, die überwunden werden müssen. Eine der größten Hürden ist die Datenqualität und Standardisierung. KI-Systeme sind auf große, qualitativ hochwertige Datensätze angewiesen, doch die medizinische Datenverarbeitung ist oft fragmentiert, und unterschiedliche Krankenhäuser verwenden verschiedene Bildgebungsverfahren oder Diagnosestandards.

Ein weiteres Problem ist die Erklärbarkeit von KI-Modellen. Viele Deep-Learning-Modelle funktionieren als sogenannte „Black Boxes", bei denen nicht immer nachvollziehbar ist, warum eine bestimmte Entscheidung getroffen wurde. Um eine breite Akzeptanz in der medizinischen Praxis zu erreichen, müssen KI-Modelle so entwickelt werden, dass ihre Entscheidungsfindung für Ärztinnen und Ärzte transparent und nachvollziehbar bleibt.

Darüber hinaus sind ethische und rechtliche Fragen zu klären, insbesondere im Hinblick auf die Datensicherheit und den Datenschutz. Da medizinische KI-Systeme mit sensiblen Patientendaten arbeiten, sind hohe Sicherheitsstandards erforderlich, um Missbrauch oder unbefugten Zugriff zu verhindern.

Trotz dieser Herausforderungen ist der Fortschritt in diesem Bereich rasant. KI-gestützte Diagnosesysteme werden bereits in vielen Kliniken getestet und zunehmend in den klinischen Alltag integriert. Die Weiterentwicklung von KI-Methoden könnte in den nächsten Jahren dazu beitragen, die Diagnosegenauigkeit zu verbessern, die Therapieplanung zu personalisieren und neue Medikamente schneller verfügbar zu machen.

9.3 Entwicklungen in der Immun-Onkologie

Die Immun-Onkologie gehört zu den vielversprechendsten Entwicklungen in der modernen Krebsmedizin und hat das Ziel, das körpereigene Immunsystem so zu beeinflussen, dass es

Krebszellen effektiver erkennt und zerstört. Tumoren entziehen sich der Immunüberwachung durch verschiedene Mechanismen, weshalb innovative Therapieansätze darauf abzielen, diese Schutzmechanismen zu durchbrechen und eine gezielte Immunantwort auszulösen. Ein wesentlicher Fortschritt in diesem Bereich ist die Entwicklung von Checkpoint-Inhibitoren, die sich insbesondere bei triple-negativem Brustkrebs als vielversprechend erwiesen haben. Diese Medikamente setzen an den Immun-Checkpoints an, die von Tumorzellen genutzt werden, um die Aktivität der T-Zellen zu unterdrücken. Indem sie diese Hemmmechanismen blockieren, ermöglichen sie eine verstärkte Immunreaktion gegen Krebszellen. Besonders gut erforscht sind PD-1- und PD-L1-Inhibitoren wie Pembrolizumab, die bereits für bestimmte Patientinnen mit metastasiertem triple-negativem Brustkrebs zugelassen sind. Diese Medikamente verhindern, dass sich Krebszellen der Immunabwehr entziehen, indem sie die Interaktion zwischen den Immunzellen und den Tumorzellen so verändern, dass T-Zellen ihre zerstörerische Wirkung auf den Tumor beibehalten. Auch CTLA-4-Inhibitoren stellen eine weitere Möglichkeit dar, das Immunsystem zu aktivieren und eine stärkere Immunreaktion gegen Tumorzellen zu ermöglichen.

Neben den Checkpoint-Inhibitoren wird auch die CAR-T-Zelltherapie als potenzieller Ansatz für die Behandlung von Brustkrebs erforscht. Diese Therapie basiert auf einer genetischen Modifikation körpereigener T-Zellen, die darauf abzielt, Tumorzellen gezielt zu erkennen und zu eliminieren. Im ersten Schritt werden T-Zellen aus dem Blut der Patientin entnommen und im Labor so verändert, dass sie einen spezifischen chimären Antigenrezeptor erhalten, der sie in die Lage versetzt, Krebszellen gezielt anzugreifen. Anschließend werden diese modifizierten Zellen im Körper der Patientin vermehrt und wieder zurückgeführt, sodass sie aktiv gegen den Tumor vorgehen können. Während die CAR-T-Zelltherapie bei Blutkrebsarten bereits erfolgreich eingesetzt wird, gestaltet sich ihre Anwendung bei soliden Tumoren wie Brustkrebs schwieriger. Eine der größten Herausforderungen besteht darin, dass solide Tumoren im Vergleich zu hämatologischen Krebserkrankungen über eine komplexe Mikroumgebung verfügen, die das Eindringen der CAR-T-Zellen erschwert. Zudem fehlt es oft an eindeutigen Tumormarkern, die ausschließlich auf Krebszellen exprimiert werden, sodass die Gefahr besteht, dass auch gesunde Gewebe angegriffen werden. Trotz dieser Herausforderungen gibt es vielversprechende Entwicklungen, die darauf abzielen, CAR-T-Zellen so zu modifizieren, dass sie effektiver in den Tumor eindringen und die immunsuppressive Umgebung überwinden können.

Die Zukunft der Immun-Onkologie liegt in der Kombination verschiedener Therapieansätze, um die Wirksamkeit weiter zu steigern. Erste Studien zeigen, dass die Kombination von Checkpoint-Inhibitoren mit CAR-T-Zellen die Effektivität der Behandlung erhöhen könnte. Auch die Verbindung mit Krebsimpfstoffen oder personalisierten Zelltherapien wird intensiv erforscht. Während Checkpoint-Inhibitoren bereits für bestimmte Brustkrebsarten zugelassen sind und ihre Wirksamkeit belegen konnten, befindet sich die CAR-T-Zelltherapie für solide Tumoren noch in einem frühen Entwicklungsstadium. In den kommenden Jahren könnte sich jedoch zeigen, dass durch gezielte genetische Modifikationen und optimierte Immunstrategien auch für Brustkrebs neue immunonkologische Behandlungsoptionen zur Verfügung stehen.

9.4 Perspektiven für Heilung von metastasiertem Brustkrebs

Metastasierter Brustkrebs wird bislang als nicht heilbar betrachtet, doch die Entwicklungen in der modernen Krebsmedizin haben die Überlebenszeiten von Patientinnen in den letzten Jahren erheblich verlängert. Neue Therapieansätze kombinieren verschiedene Strategien, um den Krankheitsverlauf zu verlangsamen und die Lebensqualität zu verbessern.

Besonders vielversprechend ist die Immuntherapie, die durch den Einsatz von Checkpoint-Inhibitoren das körpereigene Immunsystem reaktiviert und in die Lage versetzt, Tumorzellen effektiver zu bekämpfen. In Kombination mit zielgerichteten Medikamenten, die spezifische Signalwege blockieren, und optimierten Chemotherapien ergeben sich Synergieeffekte, die das Fortschreiten der Erkrankung verlangsamen können.

Ein weiteres Feld, das die Behandlung von metastasiertem Brustkrebs revolutionieren könnte, ist die personalisierte Medizin. Durch die Analyse genetischer und molekularer Merkmale eines Tumors ist es möglich, präzise die am besten geeigneten Therapien für jede Patientin auszuwählen. Diese individualisierte Herangehensweise erlaubt es, resistenzvermittelnde Mutationen frühzeitig zu erkennen und therapeutische Strategien anzupassen, um Resistenzen gegen Standardtherapien zu umgehen. Besonders bei Subtypen wie dem HER2-positiven Brustkrebs haben personalisierte Behandlungen bereits zu erheblichen Fortschritten geführt, indem spezifische Antikörper- und Signalweg-Inhibitoren gezielt eingesetzt wurden.

Ein weiterer vielversprechender Bereich ist die Gentherapie, die darauf abzielt, Krebszellen gezielt zu eliminieren oder genetische Defekte zu korrigieren, die zur Tumorentstehung beitragen. Fortschritte in der CRISPR-Technologie ermöglichen es, mutierte Gene direkt zu verändern oder auszuschalten, um das Wachstum von Tumorzellen zu stoppen. Während diese Ansätze sich noch in einem frühen Entwicklungsstadium befinden, zeigen erste präklinische Studien, dass genetische Modifikationen das Potenzial haben, das Fortschreiten der Erkrankung zu verlangsamen oder sogar zu verhindern.

Trotz dieser Fortschritte bleibt eine vollständige Heilung metastasierter Brustkrebserkrankungen vorerst noch eine große Herausforderung, da Tumorzellen eine hohe genetische Anpassungsfähigkeit besitzen und sich der Therapie entziehen können. Dennoch sind die Fortschritte der letzten Jahre ein entscheidender Schritt in Richtung langfristiger Krankheitskontrolle. Die Kombination aus Immuntherapie, zielgerichteten Behandlungen und innovativen genetischen Ansätzen bietet neue Hoffnung, dass metastasierte Erkrankungen in Zukunft nicht mehr zwangsläufig als unheilbar gelten müssen.

9.5 Patientenbeteiligung an klinischen Studien – Chancen und Risiken

Klinische Studien spielen eine entscheidende Rolle in der Entwicklung neuer Medikamente und Therapien und sind unerlässlich, um die Sicherheit und Wirksamkeit innovativer Behandlungsansätze zu überprüfen. Für Brustkrebspatientinnen, insbesondere für jene mit fortgeschrittenen oder therapierefraktären Erkrankungen, können klinische Studien eine bedeutende Möglichkeit darstellen, frühzeitig Zugang zu innovativen Behandlungen zu erhalten, die noch nicht regulär verfügbar sind. Dies kann den Vorteil bieten, von neuen Wirkstoffen oder Therapieansätzen zu profitieren, bevor sie in die Standardbehandlung aufgenommen werden.

Ein weiterer Aspekt, der für eine Teilnahme spricht, ist die intensive medizinische Betreuung während der Studiendauer. Patientinnen, die in klinische Studien eingeschlossen werden, stehen unter engmaschiger ärztlicher Überwachung, wodurch Nebenwirkungen und Therapieerfolge besonders genau dokumentiert werden. Dies kann zu einer frühzeitigen Anpassung der Behandlung führen und ermöglicht eine individuelle Betreuung, die oft über das Maß der regulären Therapie hinausgeht.

Dennoch sind mit der Teilnahme an klinischen Studien auch Risiken verbunden. Da es sich um neue, noch nicht vollständig evaluierte Therapien handelt, besteht eine Ungewissheit darüber, wie wirksam eine Behandlung tatsächlich ist und ob sie langfristig bessere Ergebnisse erzielt als bereits etablierte

Therapieoptionen. Nebenwirkungen, die bislang unbekannt oder nur unzureichend untersucht wurden, können auftreten, da sich neue Medikamente in frühen Studienphasen oft erst noch in der Erprobung befinden. Ein weiteres potenzielles Risiko besteht in der Teilnahme an Placebo-kontrollierten Studien, bei denen nicht jede Patientin das neue Medikament erhält, sondern möglicherweise einer Kontrollgruppe mit einer Standardtherapie oder einem Placebo zugewiesen wird.

Trotz dieser Unsicherheiten bieten klinische Studien in vielen Fällen die beste Möglichkeit für Patientinnen, moderne Behandlungsmethoden zu erhalten, insbesondere wenn Standardtherapien ausgeschöpft sind oder keine wirksamen Alternativen mehr zur Verfügung stehen. Die kontinuierliche Forschung in der Onkologie hat in den letzten Jahren zu erheblichen Fortschritten in der Brustkrebstherapie geführt, die ohne die Teilnahme von Patientinnen an klinischen Studien nicht möglich gewesen wären. Die Entscheidung zur Teilnahme sollte jedoch stets gut abgewogen werden und in enger Absprache mit den behandelnden Ärztinnen und Ärzten erfolgen, um die individuellen Chancen und Risiken realistisch zu bewerten.

Die Zukunft der Brustkrebsmedizin ist vielversprechend. Fortschritte in der Gentherapie, Immun-Onkologie, künstlichen Intelligenz und personalisierten Medizin könnten in den kommenden Jahrzehnten nicht nur die Prognose verbessern, sondern möglicherweise auch eine Heilung für metastasierten Brustkrebs ermöglichen. Patientinnen sollten sich über neue Entwicklungen informieren und erwägen, an klinischen Studien teilzunehmen, um von den neuesten medizinischen Innovationen zu profitieren.

10. Soziale, rechtliche und finanzielle Aspekte

Eine Brustkrebsdiagnose beeinflusst nicht nur die körperliche und psychische Gesundheit, sondern auch viele andere Lebensbereiche. Neben medizinischen Entscheidungen stehen Patientinnen vor rechtlichen und finanziellen Herausforderungen, die oft schwer zu bewältigen sind. Fragen zur Krankenversicherung, sozialrechtlichen Unterstützung oder zum Wiedereinstieg ins Berufsleben rücken in den Fokus.

Viele Patientinnen müssen sich zudem mit der Frage beschäftigen, wie sie ihre rechtliche Vorsorge regeln können – beispielsweise durch Patientenverfügungen oder Vorsorgevollmachten. Ebenso spielt der Umgang mit der Erkrankung im familiären und beruflichen Umfeld eine entscheidende Rolle, da sich das soziale Leben durch eine Krebserkrankung erheblich verändern kann.

Dieses Kapitel beleuchtet die wichtigsten sozialen, rechtlichen und finanziellen Aspekte für Brustkrebspatientinnen und gibt praktische Hinweise zur Bewältigung dieser Herausforderungen.

10.1 Rechte von Krebspatientinnen im Gesundheitswesen

Krebspatientinnen haben je nach Land gesetzlich verankerte Rechte, die ihnen den Zugang zu medizinischer Versorgung, unterstützenden Maßnahmen und sozialer Absicherung garantieren. In Europa besteht das grundlegende Recht auf eine umfassende medizinische Versorgung, unabhängig von finanziellen oder geografischen Faktoren. Jede Patientin hat Anspruch auf eine leitliniengerechte Diagnostik und Therapie, die nach dem aktuellen Stand der Wissenschaft erfolgt. Zudem besteht das Recht auf eine ärztliche Zweitmeinung, insbesondere vor weitreichenden Behandlungsentscheidungen wie einer Mastektomie oder einer Chemotherapie. Um eine optimale Betreuung zu gewährleisten, stehen in vielen Ländern spezialisierte

Krebszentren zur Verfügung, die interdisziplinäre Behandlungsansätze verfolgen und eine enge Zusammenarbeit zwischen Onkologen, Chirurgen, Psychoonkologen und Sozialarbeitern ermöglichen.

Nach Abschluss einer Brustkrebsbehandlung besteht häufig ein Anspruch auf Rehabilitationsmaßnahmen, die entweder stationär oder ambulant durchgeführt werden können. Diese Programme sind darauf ausgerichtet, die körperliche Leistungsfähigkeit schrittweise wiederherzustellen, therapiebedingte Einschränkungen zu reduzieren und den Übergang in den Alltag zu erleichtern. Neben der körperlichen Rehabilitation spielt auch die psychosoziale Unterstützung eine wesentliche Rolle. Viele Länder garantieren Krebspatientinnen das Recht auf psychoonkologische Betreuung, um die psychischen Belastungen der Erkrankung zu bewältigen und die Lebensqualität während und nach der Therapie zu verbessern.

Ein weiterer zentraler Aspekt der Patientenrechte betrifft den Schutz persönlicher Gesundheitsdaten. Alle medizinischen Informationen unterliegen strengen Datenschutzbestimmungen, sodass Ärztinnen und Ärzte keine Informationen ohne ausdrückliche Zustimmung an Dritte weitergeben dürfen. Gleichzeitig haben Patientinnen das Recht, jederzeit Einsicht in ihre eigenen medizinischen Unterlagen zu nehmen, um eine transparente und informierte Entscheidungsfindung über ihre Behandlung zu gewährleisten. Die gesetzlichen Rahmenbedingungen sind darauf ausgelegt, sowohl den Zugang zu hochwertiger medizinischer Versorgung als auch die Wahrung der individuellen Selbstbestimmung und der datenschutzrechtlichen Sicherheit zu gewährleisten.

10.2 Versicherungsfragen

Die finanzielle Absicherung ist oft ein wichtiger Aspekt für Brustkrebspatientinnen, da der Krankheitsverlauf dazu führen kann, dass die Erwerbstätigkeit vorübergehend oder dauerhaft eingeschränkt wird. Versicherungs- und Sozialleistungen sind in diesem Zusammenhang essenziell, um die Existenz zu sichern und Zugang zu notwendiger medizinischer Versorgung und Unterstützung zu gewährleisten. In den europäischen Ländern übernehmen gesetzliche oder private Krankenversicherungen die Kosten für Standardtherapien, einschließlich Operationen, Chemotherapie, Strahlentherapie und medikamentöser Behandlung. Neue oder experimentelle Therapien wie bestimmte Immuntherapien oder Gentherapien sind jedoch nicht immer automatisch abgedeckt. In solchen Fällen besteht die Möglichkeit, einen Antrag auf Kostenübernahme zu stellen, der individuell geprüft wird.

Ein wichtiger finanzieller Schutzmechanismus ist das Krankengeld, das Arbeitnehmerinnen in vielen europäischen Ländern zusteht, wenn sie aufgrund ihrer Erkrankung vorübergehend arbeitsunfähig sind. Sollte eine dauerhafte Arbeitsunfähigkeit eintreten, kann eine Erwerbsminderungsrente beantragt werden, die abhängig von der Schwere der Beeinträchtigung und der bisherigen Versicherungszeiten gewährt wird. Diese Leistungen sind darauf ausgerichtet, Patientinnen in einer Phase der Unsicherheit finanziell zu entlasten und den Erhalt des Lebensstandards zumindest teilweise zu ermöglichen.

Für Patientinnen, die aufgrund ihrer Erkrankung erhebliche Einschränkungen im Alltag erfahren, besteht die Möglichkeit, einen Schwerbehindertenausweis zu beantragen. Dieser bietet verschiedene steuerliche und arbeitsrechtliche Vorteile, darunter besondere Kündigungsschutzregelungen, Zusatzurlaub oder Erleichterungen beim Zugang zu bestimmten Sozialleistungen. Falls eine Brustkrebspatientin pflegebedürftig wird, können zudem Pflegegeld oder ambulante Pflegedienste in Anspruch genommen werden, um die Betreuung im häuslichen Umfeld zu ermöglichen.

In sozialrechtlichen Fragen stehen spezialisierte Beratungsstellen zur Verfügung, die Patientinnen bei der Antragstellung und der Durchsetzung ihrer Ansprüche unterstützen. Sozialverbände und Krebsberatungsstellen bieten umfassende Informationen zu finanziellen Hilfen und rechtlichen Möglichkeiten. Viele Krankenhäuser verfügen zudem über Sozialdienste, die Patientinnen und ihre Angehörigen bei Fragen zu Versicherungsleistungen, Rentenansprüchen und weiteren Unterstützungsangeboten beraten.

10.3 Wiedereinstieg in das Berufsleben

Nach einer Krebsdiagnose und der oft belastenden Behandlung stellt der Wiedereinstieg in das Berufsleben für viele Patientinnen eine erhebliche Herausforderung dar. Neben den physischen und psychischen Belastungen, die durch Operationen, Chemotherapie oder Strahlentherapie entstehen, sind auch langfristige Begleiterscheinungen wie chronische Erschöpfung, eingeschränkte körperliche Belastbarkeit oder kognitive Beeinträchtigungen häufige Hürden. Die sogenannte Fatigue kann dazu führen, dass Patientinnen trotz abgeschlossener Behandlung schnell ermüden und sich körperlich und geistig weniger leistungsfähig fühlen. Zusätzlich können kognitive Einschränkungen, auch als „Chemobrain" bekannt, auftreten, die sich in Form von Konzentrations- und Gedächtnisproblemen äußern und den Arbeitsalltag erschweren. Psychische Belastungen wie Ängste, Unsicherheiten und Depressionen sind weitere Faktoren, die den Wiedereinstieg in das Berufsleben herausfordernd machen.

Um eine erfolgreiche Rückkehr in den Arbeitsalltag zu ermöglichen, sind verschiedene Lösungsstrategien notwendig. In vielen Ländern gibt es Programme zur stufenweisen

Wiedereingliederung, die es Patientinnen ermöglichen, die Arbeitszeit schrittweise zu steigern, um sich langsam an die Belastung des Berufslebens anzupassen. Flexible Arbeitszeiten oder individuell angepasste Arbeitsmodelle, etwa Teilzeitregelungen oder Homeoffice-Lösungen, können eine Entlastung darstellen und den Übergang erleichtern. Falls die ursprüngliche berufliche Tätigkeit aufgrund der gesundheitlichen Einschränkungen nicht mehr ausgeübt werden kann, besteht die Möglichkeit einer beruflichen Umschulung oder Rehabilitation, um alternative Beschäftigungsmöglichkeiten zu erschließen.

Ein offenes Gespräch mit dem Arbeitgeber ist oft hilfreich, um eine individuell angepasste Lösung zu finden. Die Unterstützung durch Betriebsärzte, Sozialberater oder spezialisierte Beratungsstellen kann helfen, geeignete Maßnahmen für den Wiedereinstieg zu planen und finanzielle oder organisatorische Fragen zu klären. Die Rückkehr in den Beruf ist nicht nur ein wirtschaftlicher Faktor, sondern hat auch eine bedeutende soziale und psychologische Dimension.

Ein erfolgreich bewältigter Wiedereinstieg kann das Selbstbewusstsein stärken, das Gefühl der Normalität fördern und zur langfristigen Verbesserung der Lebensqualität beitragen.

11. Lebensqualität trotz Krebs, gleichzeitig ein Schlusswort

Eine Krebsdiagnose verändert das Leben grundlegend und bringt sowohl physische als auch emotionale Herausforderungen mit sich. Trotz der Belastungen, die eine Brustkrebserkrankung mit sich bringt, ist es möglich, eine hohe Lebensqualität zu bewahren. Durch moderne Therapien und eine verbesserte Nachsorge können immer mehr Patientinnen langfristig mit der Erkrankung leben, wodurch sich die Schwerpunkte in der Bewältigung verschieben. Neben der Behandlung der akuten Erkrankung stehen zunehmend Themen wie die Anpassung an chronische Beschwerden, die soziale und berufliche Reintegration sowie Strategien zur Stärkung der psychischen Widerstandskraft im Vordergrund.

Lebensqualität ist ein subjektives Konzept, das individuell unterschiedlich definiert wird. Für manche Patientinnen bedeutet es, schmerzfrei und körperlich aktiv zu sein, während für andere emotionale Stabilität oder soziale Teilhabe im Vordergrund stehen. Sie setzt sich aus verschiedenen Faktoren zusammen und umfasst nicht nur die physische Gesundheit, sondern auch das psychische Wohlbefinden, die soziale Integration und die Möglichkeit, ein selbstbestimmtes Leben zu führen. Direkt nach der Diagnose stehen oft Angst und Unsicherheit im Vordergrund, während sich während der Therapie die Lebensqualität durch Nebenwirkungen und Erschöpfung verschlechtern kann. In der Langzeitperspektive gewinnen dann andere Faktoren an Bedeutung, darunter soziale Unterstützung, psychische Anpassungsmechanismen und eine persönliche Sinnfindung.

Studien zeigen, dass Patientinnen, die sich aktiv mit ihrer Erkrankung auseinandersetzen und individuelle Bewältigungsstrategien entwickeln, langfristig eine höhere Lebensqualität erleben. Viele Brustkrebspatientinnen kämpfen jedoch noch Jahre nach der Diagnose mit den Spätfolgen der Krankheit und der

Therapie, die sowohl körperlicher als auch psychischer Natur sein können. Chronische Erschöpfung, neuropathische Beschwerden, hormonelle Veränderungen durch Anti-Hormontherapien sowie kognitive Einschränkungen sind häufige Langzeitfolgen, die individuell bewältigt werden müssen. Regelmäßige Bewegung, eine ausgewogene Ernährung und ein strukturierter Tagesablauf können helfen, Fatigue zu reduzieren und das allgemeine Wohlbefinden zu verbessern. Bei neuropathischen Beschwerden spielen Physiotherapie, medikamentöse Unterstützung und alternative Ansätze wie Akupunktur eine Rolle. Hormonbedingte Beschwerden lassen sich durch eine Kombination aus sanften Bewegungstherapien, pflanzlichen Präparaten und einer entzündungshemmenden Ernährung lindern. Kognitive Einschränkungen erfordern Geduld und Anpassung im Alltag, beispielsweise durch Gedächtnistraining und strukturierte Arbeitsabläufe.

Neben den physischen und psychischen Herausforderungen ist auch die soziale und berufliche Teilhabe für viele Patientinnen ein entscheidender Faktor für ihre Lebensqualität. Eine Krebserkrankung kann tiefgreifende Veränderungen im bisherigen sozialen und beruflichen Leben mit sich bringen. Der Austausch mit Familie und Freunden ist für viele eine wesentliche Unterstützung in der Krankheitsbewältigung. Der Kontakt zu anderen Betroffenen in Selbsthilfegruppen kann zusätzlich helfen, Verständnis und emotionale Stabilität zu finden. Eine aktive soziale Teilhabe, sei es durch Hobbys oder ehrenamtliches Engagement, kann dabei unterstützen, sich trotz der Erkrankung als wertvollen Teil der Gesellschaft zu fühlen.

Der Wiedereinstieg ins Berufsleben ist für viele Patientinnen eine Herausforderung, insbesondere aufgrund körperlicher Erschöpfung, kognitiver Einschränkungen oder psychischer Belastungen. Flexible Arbeitsmodelle, Teilzeitregelungen oder Homeoffice können eine schrittweise Rückkehr in das Berufsleben erleichtern. Manche Frauen entscheiden sich nach ihrer Erkrankung bewusst für eine berufliche Neuorientierung, um ein sinnerfüllteres oder ausgeglicheneres Leben zu führen. Für andere stellt die Rückkehr in den Beruf eine wichtige Stabilität dar, indem sie Struktur, Selbstbewusstsein und finanzielle Sicherheit bietet.

Die Fähigkeit, sich an die veränderten Lebensumstände anzupassen und psychisch widerstandsfähig zu bleiben, spielt eine zentrale Rolle für das langfristige Wohlbefinden. Resilienz beschreibt die Fähigkeit, mit Krisen und Herausforderungen umzugehen und gestärkt aus schwierigen Situationen hervorzugehen. Menschen mit hoher Resilienz haben eine bessere psychische Anpassungsfähigkeit und empfinden weniger Stress. Eine wichtige Strategie ist die bewusste Akzeptanz der neuen Lebensrealität und die Fokussierung auf Möglichkeiten anstatt auf Verluste. Ein positiver Blick auf die Zukunft kann helfen, emotionale Stabilität zu bewahren. Selbstfürsorge, das Erkennen eigener Bedürfnisse und das Einholen von Unterstützung sind weitere zentrale Bewältigungsmechanismen. Wissenschaftlich belegte Methoden wie Achtsamkeit und Meditation können zusätzlich zur Stressbewältigung beitragen. Der Austausch mit anderen Betroffenen oder das aktive Einbinden von Familie und Freunden kann helfen, Isolation zu vermeiden und emotionale Unterstützung zu erhalten.

Patientinnen, die Resilienz entwickeln, erleben ihre Erkrankung nicht nur als eine Zeit des Verlusts, sondern oft auch als einen Wendepunkt, der zu persönlichem Wachstum und einer veränderten Lebensperspektive führt. Der Umgang mit Brustkrebs bedeutet nicht nur, die medizinische Behandlung zu durchlaufen, sondern auch Wege zu finden, mit den langfristigen Veränderungen zu leben und trotz der Erkrankung eine erfüllte und selbstbestimmte Lebensweise zu führen. Eine bewusste Auseinandersetzung mit den eigenen Bedürfnissen, das Finden individueller Bewältigungsstrategien und die Nutzung sozialer Ressourcen sind entscheidende Faktoren, um auch nach der Diagnose eine hohe Lebensqualität zu erreichen.